ARMIN J. HUSEMANN

DER HÖRENDE MENSCH
UND DIE WIRKLICHKEIT DER MUSIK

ARMIN J. HUSEMANN

Studien zur Physiologie des Menschen

Herausgegeben von der Eugen-Kolisko-Akademie, Filderstadt

Form, Leben und Bewusstsein
Einführung in die Menschenkunde der Anthroposophischen Medizin
(1. Auflage 2015)
Englisch: New York 2019

Die Blutbewegung und das Herz
(1. Auflage 2019)
Englisch: New York 2022
Französisch: Paris 2020

**Der hörende Mensch
und die Wirklichkeit der Musik**
(2. Auflage 2023)
Englisch: New York 2013
Chinesisch: Taiwan 2019
Japanisch: Tokio 2018

Vom Licht in die Schwere
Physiologie der kindlichen Entwicklung
(in Vorbereitung)

ARMIN J. HUSEMANN

Der hörende Mensch und die Wirklichkeit der Musik

VERLAG FREIES GEISTESLEBEN

Peter Heusser

in Dankbarkeit für langjährige Freundschaft und Zusammenarbeit gewidmet

Die Drucklegung wurde gefördert durch die Friedrich Hiebel-Stiftung.

2. Auflage 2023

Verlag Freies Geistesleben
Landhausstraße 82, 70190 Stuttgart
www.geistesleben.com

ISBN 978-3-7725-1704-4

Einbandgestaltung: Thomas Neuerer unter Verwendung des Gemäldes *Die Musik* (1895) von Gustav Klimt (© Blauel/Gnamm/Artothek)
Druck: DZS Grafik, d.o.o., Ljubjana
Printed in Slovenia

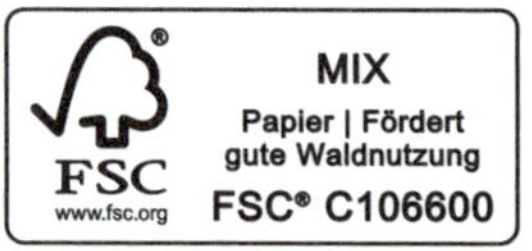

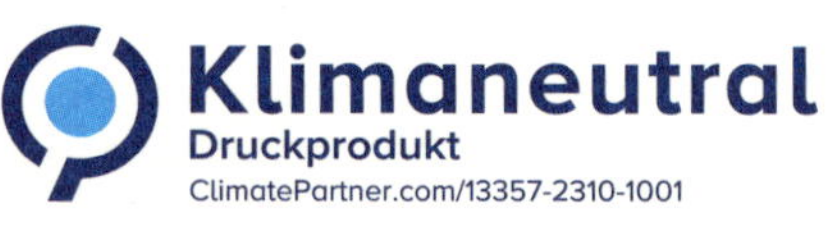

Inhalt

3. Kapitel:
Das Erlebnis der Musik und seine physiologischen Grundlagen 69

Vorwort zur 2. Auflage

Das vorliegende Buch will eine Brücke bauen von den Ergebnissen der Medizin zu den Erlebnissen der Musik; es will lebendig durchdachte Anatomie und Physiologie in die Erfahrungswelt integrieren, die wir in der Musik als ganzer Mensch erleben.

Die Anatomie beschreibt Tatsachen, die vor Augen liegen. Die Physiologie hingegen erforscht Lebensvorgänge, die sich der unmittelbaren Erfahrung entziehen. Die empirischen Grundlagen der Physiologie müssen erst durch experimentelle Techniken und statistische Bearbeitung gewonnen werden. Eine Denkmethode, die sich historisch an den gegebenen Sinneserfahrungen der Anatomie und Mechanik entwickelt hat, ist auf die sinnlich unzugänglichen Wirklichkeiten der Physiologie nicht ohne weiteres anwendbar. Seit jeher nimmt die Physiologie deshalb zum nicht weiter hinterfragten Konstrukt der «Modellvorstellung» Zuflucht. Rudolf Steiner hat auf dieses methodische Problem der Physiologie mehrfach hingewiesen.[1] Das Thema des vorliegenden Buches betreffend führt er aus: «Wir glauben, dass im Musikgenuss das Ohr beteiligt ist und vielleicht das Nervensystem unseres Gehirns, aber das nur in einer sehr äußerlichen Anschauung. Die Physiologie ist auf diesem Gebiete durchaus im Anfange, sie wird erst zu einer gewissen Höhe kommen, wenn künstlerische Gedanken in dieses physiologische und biologische Gebiet einfließen werden.»[2]

Die Weiterentwicklung des naturwissenschaftlichen Denkens in der Welt der Organismen durch Rudolf Steiner, mit der erkenntniswissenschaftlichen Rechtfertigung einer neuen, künstlerisch verlebendigten Intelligenz in Anknüpfung an Goethes naturwissenschaftliche Entwürfe, fand in den vergangenen 140 Jahren noch kaum Eingang in die Universitäts-Wissenschaften.[3] Statt angesichts der katastrophalen ökologischen Folgen des materialistischen Reduktionismus das Denken dem Leben gemäß weiterzuentwickeln, hält man bis heute an einer im 19. Jahrhundert sozial zur Herrschaft gelangten Denkweise fest. Die wissenschaftlich gestellte Frage nach dem Leben bleibt ein Tabu, sie ist verboten. Staats-Schule und Staats-Universität erzeugen dadurch in der Öffentlichkeit zunehmend *eine diffuse Angst in Lebensfragen*. An die Stelle der dringend notwendigen Vereinigung von Wissenschaft und Kunst im Fortgang der Kulturentwicklung tritt – statt der künstlerisch-kreativen Intelligenz im Sinne Goethes – die «künstliche Intelligenz» von Maschinen. Im Sinne des »Transhumanismus» beginnt der Mensch ausgeschaltet und durch Maschinen-Intelligenz ersetzt zu werden. Wenn aber in den Fragen von Gesundheit und Krankheit, Geburt und Tod der Wissenschaftler durch exakte Fantasie zum Künstler wird, der Teilprozesse vom Ganzen aus erfassen kann, dann tritt schöpferisches Denken, dann tritt moralische Fantasie an die Stelle der Angst. Wie bereits Friedrich Schiller in seinen *Ästhetischen Briefen* dargestellt hat, entwickelt der Wissenschaftler dadurch die moralischen Fähigkeit sein Forschungsergebnis zu verantworten. Dann kann die künstliche Intelligenz von Maschinen dem Menschen dienen, statt ihn zu ersetzen.

Dass Rudolf Steiner für die Erforschung der physiologischen Vorgänge, die das Erlebnis von Musik vermitteln, «künstlerische Gedanken in dieses physiologische Gebiet einfließen» lassen will, erscheint plausibel; denn wenn das Kunsterlebnis Gegenstand der Forschung wird, ist das Denken seinem Gegenstand nur gewachsen, wenn es selbst künstlerisch-lebendig wird, wenn es im Sinne des Goetheanismus »exakte Fantasie» entwickelt. In den Geisteswissenschaften beschäftigt Kultur-Philosophen seit langem die Frage, in welche Wirklichkeit uns das Erlebnis von Musik versetzt. Man denke an J. G. Herder, E. T. A. Hoffmann, A. Schopenhauer oder F. Nietzsche. Sie versuchten den Menschen von der Musik aus als seelisch-geistiges Wesen zu erfassen. Rudolf Steiner hat – insbesondere die Musikanschauung Schopenhauers aufgreifend – die Grundlagen für das vorliegende Buch geliefert.

Dass dieses seit langem vergriffene Buch erst jetzt in zweiter Auflage erscheint, ist dadurch bedingt, dass der Verfasser in seinen Kursen für medizinische Menschenkunde an der Eugen-Kolisko-Akademie überwiegend mit dem Erarbeiten der Grundlagen befasst war, die Medizin-Studierende für die praktische Arbeit am Patienten als Ärzte benötigen. Daraus entstand zunächst das Buch *Form, Leben und Bewusstsein* (2015) als Band 1 der «Studien zur Physiologie des Menschen». Darin findet sich auch eine ausführliche Darstellung zu der «Metamorphose der Bildekräfte» in der belebten Natur mit ihrem Höhepunkt in der Brutbiologie der Laubenvögel Neu-Guineas und Nordost-Australiens. Das Leben der Natur geht hier tatsächlich in den Bereich der darstellenden Künste über, in Bühnenarchitektur, Bühnenbild, Bühnenbeleuchtung, Tanz und Gesang. Das ergänzt den Inhalt von Kapitel 3 des vorliegenden Buches, wo die Metamorphose der Bildekräfte des Blutes in die Atembewegung des Gehirnwassers dargestellt ist.

Als nächstes erschien 2019 als Band 2 der »Studien zur Physiologie des Menschen» das Buch *Die Blutbewegung und das Herz*. Darin hat der Verfasser versucht, die Blutbildung beim Übergang des Gewebewassers in die venösen Kapillaren vom musikalischen Erleben aus zu einer imaginativen Anschauung zu bringen. Die «Blut-Überwindung» im Bewusstseins-Licht der Liquor-Bildung im Gehirn – die «Leier des Apoll» – konnte dadurch der Blut-*Bildung* aus dem Stoffwechselgeschehen als «dionysische Kraftentfaltung» klarer begründet gegenüber gestellt werden, was das neue 3. Kapitel in dieser Auflage bereichert hat.

Der Verfasser hat allen Grund, auch diese 2. Auflage des vorliegenden Buches seinem Freund, dem Grundlagenforscher der Anthroposophischen Medizin Prof. Dr. med. Peter Heusser zu widmen. Uns verbindet seit Jahrzehnten das gemeinsame Bestreben einer Weiterentwicklung der naturwissenschaftlichen Anthropologie durch Anthroposophie. In seinem Buch *Von Seelenrätseln* demonstriert Rudolf Steiner diese Weiterentwicklung an dem Unterschied zwischen dem *bloßen Hören* und Vorstellen von Geräuschen und Tönen durch Ohr und Gehirn einerseits und dem *Erlebnis von Musik*, das durch die gleichzeitig stattfindende Atemdynamik des Gehirnwassers vermittelt wird, andererseits.[4] Was davon im 3. Kapitel der 1.

Auflage dargestellt war, veranlasste Peter Heusser, Rudolf Steiners Theorie des musikalischen Erlebens auf die von ihm vorausgesetzten anatomisch-physiologischen Annahmen hin zu überprüfen. Er fand in Victoria Halász eine daran interessierte Studentin an der Universität Wien, die diese Fragestellung in ihrer Diplomarbeit in enger Zusammenarbeit mit Peter Heusser bearbeitete.[5] Rudolf Steiners Annahmen der anatomischen Strukturen, die zwischen Innenohr und Liquor cerebrospinalis vermitteln, sowie seine Beschreibung der Atemdynamik des Liquor cerebrospinalis konnten voll bestätigt werden. Victoria Halász machte den Verfasser aber auch darauf aufmerksam, dass die sog. «Liquorkontakt-Neurone» (CSF-contacting neurons), die der Verfasser in der ersten Auflage dem Zusammenhang von Rudolf Steiners Darstellung eingefügt hatte, beim Menschen nicht nachweisbar sind; sie finden sich bei allen Wirbeltieren bis zu den Primaten, nicht aber beim Menschen. Mir war also der in der Geschichte der Physiologie bekannte Fehler unterlaufen, bei Tieren gefundene Tatsachen auf den Menschen zu übertragen, ohne zu prüfen, ob sie dort vorliegen.

Ich sage Peter Heusser und Victoria Halász für ihre Zusammenarbeit meinen herzlichen Dank! Auch den anderen Leserinnen und Lesern, die mir Sachfehler und Druckfehler gemeldet haben, sei an dieser Stelle herzlich gedankt! Ein besonderer Dank geht an Andreas Neider, der dieses Buch in einem ausführlichen Aufsatz nicht nur sehr eingehend gewürdigt, sondern es auch in den historischen Zusammenhang des Leib-Seele-Problems von Descartes bis zu Thomas Metzinger gestellt hat.[6] Weiter ist zu danken Corina Schretter für ihre mit Freude geleistete Hilfe bei der Erstellung des Manuskripts. Bei Christiane S. Wefing bedanke ich mich herzlichst für ihr Lektorat. Sie hat mit eingehender Sachkenntnis und genauem Sprachgefühl die Lesbarkeit des Textes wesentlich verbessert. Thomas Neuerer danke ich für seine meisterhafte Herstellungsarbeit sowie Claudius Weise für sein reges Interesse an dieser Neuauflage!

Dass sie zustande kam, verdankt der Autor der finanziellen Unterstützung durch die folgenden Mitglieder des *Trägervereins der Eugen-Kolisko-Akademie:* Gesellschaft Anthroposophischer Ärzte in Deutschland (GAÄD), Verein Filderklinik, Förderverein der Eugen-Kolisko-Akademie e.V., Gemeinschaftskrankenhaus Havelhöhe Berlin, Gemeinschaftskrankenhaus Herdecke, Klinik Öschelbronn, Paracelsus-Krankenhaus Unterlengenhardt, Friedrich-Husemann-Fachklinik für Psychiatrie in Buchenbach bei Freiburg im Breisgau, Kollegiale Instanz für Komplementärmedizin an der Universität Bern, Ausbildungsinitiative Anthroposophische Medizin e.V. Filderstadt. Ihnen allen sei herzlich gedankt.

Ein besonderer Dank geht an folgende Stiftungen: Christophorus Stiftung, Damus-Donata e.V. Stiftung, Dr. Hauschka Stiftung, Stiftung Helixor, Mahle-Stiftung GmbH und Software AG Stiftung.

Im Herbst 2023 *Armin J. Husemann*

1. Kapitel

Der hörende Mensch und die Wirklichkeit der Musik

> «Es muss ein Wissen geben, das in den einzelnen Wissenschaften die Elemente sucht, um den Menschen zum vollen Leben wieder zurückzuführen.»
>
> Rudolf Steiner, *Die Philosophie der Freiheit*[7]

Was auch immer in unserer Umgebung hörbar wird – Schritte im Nebenraum, ein Gespräch, ein Auto auf der Straße, das Knacken der Heizung oder der Gesang eines Vogels – alle diese Schallereignisse haben eines gemeinsam: sie werden durch Bewegung hervorgebracht.[8] Wenn wir hören, nehmen wir an Bewegungsvorgängen der Umwelt teil. Das kann uns veranlassen, vom Gesichtspunkt der Bewegung aus zu untersuchen, wie das Ohr in den Menschen eingegliedert ist. Der Gang unserer Untersuchung geht dabei den Weg des Tones selbst, von außen nach innen.

Das Trommelfell

Über die Ohrmuschel und den äußeren Gehörgang gelangt der Ton zum Trommelfell. Das Trommelfell bildet sich embryonal, indem sich die Haut nach innen einstülpt. Dieser Bewegung kommt aus der Mundbucht eine Einstülpung des Urdarms entgegen, die vom Rachenraum schräg nach hinten vordringt. Als «eustachische Röhre» (Tuba Eustachii) wird diese Urdarmeinstülpung am reifen Menschen zum Belüftungsweg des Mittelohres (siehe Abb. 1).

Beide Einstülpungen, diejenige der Haut von außen (aus dem Ektoderm herstammend) und die des Urdarms von innen (aus dem Entoderm), be-

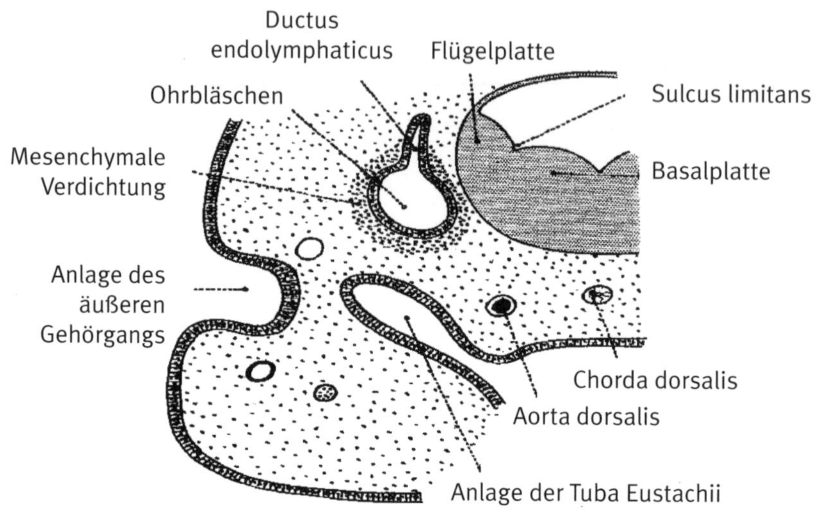

Abb. 1: Die Bildung des Trommelfells (nach W. J. Hamilton, J. D. Boyd, H. W. Mossman, Human Embryology, London 1946)

gegnen sich, indem sie die Außen- und die Innenschicht des Trommelfells bilden; dazwischen wachsen Blutgefäße ein, die (vermutlich) aus dem mittleren Keimblatt (Mesoderm) stammen.

Die Rötung des Trommelfells bei einer Mittelohrentzündung zeigt seine reiche Versorgung mit Blutgefäßen. Während sich im *Auge* das Blut auf die Rückseite der Netzhaut zurückzieht – Blutgefäße würden Hornhaut und Linse undurchsichtig machen –, bringt der Ton schon beim Eintritt ins Ohr mit dem Trommelfell zugleich das Blut in Schwingung.

Die schwerefreie Gliedmaßenfunktion in Ohr und Auge

Der Ton, der das Trommelfell in Schwingung versetzt, wird im Mittelohr von drei kleinen Knochen empfangen, die mittels echter Gelenke untereinander verbunden sind (Abb. 2): «Hammer», «Amboss» und «Steigbügel». Sie bilden eine Gliedmaße, die sich im Ton und durch den

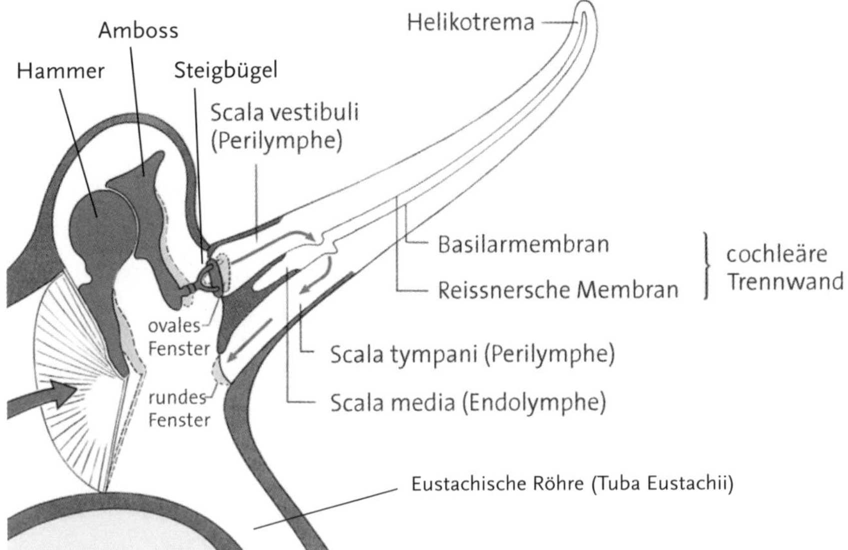

Abb. 2: Die schallinduzierten Auslenkungen im Mittel- und Innenohr (nach Zenner)

Ton bewegt. Der Ton schwingt also durch beide Ohren in zwei winzige Gliedmaßen hinein. Deren Gelenke können – wie die der großen Gliedmaßengelenke – an Rheuma erkranken oder altersbedingt sklerotisch versteifen, was im Fall der großen Gliedmaßen zur Bewegungseinschränkung im Gehen und Handeln führt, im Ohr zur Hörminderung. An Armen und Beinen besorgen Muskeln die Bewegung der Knochen. Im Mittelohr hingegen treten Muskeln in regulative Funktionen zurück (M. tensor tympani und M. stapedius) und an ihrer Stelle wirkt der Ton selbst: Er bewegt die Knochen in den Gelenken. So wird der Ton im Mittelohr sogleich in eine Art Gliedmaßentätigkeit hineingezogen. Oder anders ausgedrückt: Der Organismus gliedert sich mit ohrgemäß verwandelten Gliedmaßen so in die Tonschwingung ein, als sei sie Muskulatur.[9] In ihren Bewegungen sind diese «Ohr-Gliedmaßen» ganz von der Einwirkung der Schwerkraft befreit, sie schwingen schwerefrei. Denn die Gehörknöchel sind so aufgehängt, dass ihre Schwingung nur Bewegungen um deren jeweiligen Massenschwerpunkt bewirkt.[10] Dasselbe gilt für die schwerefreie «Arbeit» der

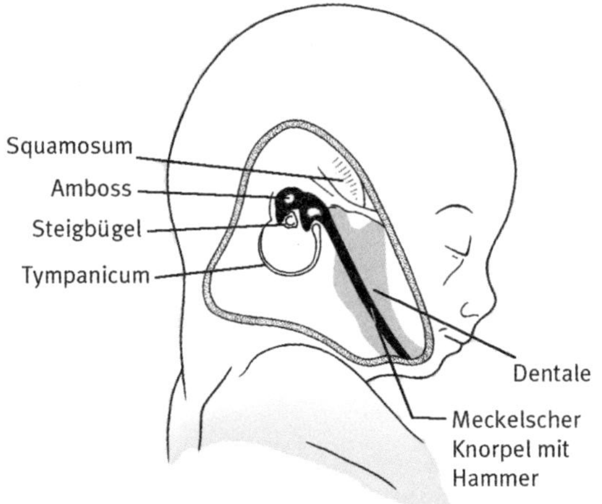

Abb. 3: Primäres (Hammer-Amboss-Gelenk) und sekundäres (Sqamoso-Dental-Gelenk) Kiefergelenk halbschematisch bei einem menschlichen Embryo von 62 mm Schädel-Steiß-Länge (nach Stark 1979).

äußeren Augenmuskulatur, da die Kugel des Augapfels um ihr Massenzentrum gedreht wird.[11]

Ein phänomenologisch orientierter Sprachgebrauch sprach früher von Licht, Klang, Wärme etc. als von «Imponderabilien» – von Entitäten ohne Gewicht. Die Bau- und Funktionsweise von Ohr und Auge zeigen, wie sachgemäß dieser von Rudolf Steiner wieder benutzte Begriff ist.[12]

Hören, Kauen, Schlucken

Der Raum des Mittelohres, in dem die Gehörknöchel aufgehängt sind, ist mit atmender Schleimhaut ausgekleidet. Luft erhält dieser Mittelohrraum durch die bereits erwähnte eustachische Röhre, die Mittelohr und Rachenraum miteinander verbindet. Jeder kennt wohl das Gefühl, das entsteht, wenn diese Belüftung nicht funktioniert, weil z.B. durch eine Rachenentzündung die innere Tubenöffnung zugeschwollen ist. Fortwährend wird Luft durch die Mittelohrschleimhaut ins Blut eingeatmet (resorbiert). Wenn sie nun – aufgrund der Schwellung – vom Mundraum her nicht nachströmen kann, entsteht im Mittelohr Unterdruck. Beim Gesunden

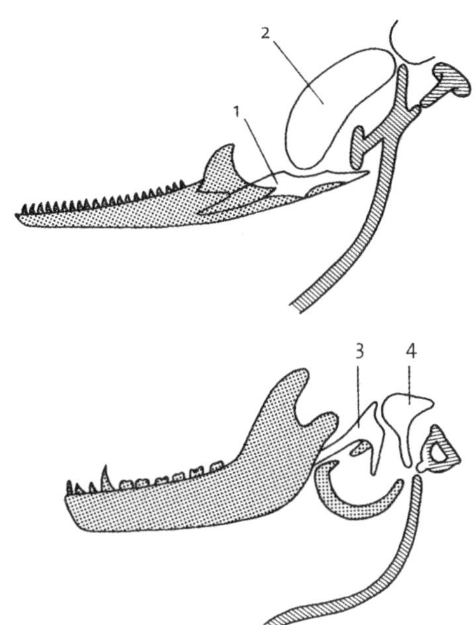

Abb. 4: Die Metamorphose des Kiefergelenks der Reptilien (1, 2) in das Hammer-Amboss-Gelenk der Säugetiere (3, 4) (nach Gaupp 1911).

wird bei jedem *Schluckvorgang Luft* nachgeliefert, indem sich die eustachische Röhre durch eine Zwangskopplung öffnet. *Wir schlucken also beim Essen die Luft ins Mittelohr.*

Aber auch zum *Kauen* hat der Hörvorgang eine tiefe Beziehung, wie die Embryonalentwicklung des Mittelohres zeigt: In der Embryonal- und Fetalzeit des Menschen reicht eine knorpelige Fortsetzung des Unterkiefers – man kann nur staunen! – ins *Mittelohr* hinein (Abb. 3). Sie endet dort im Hammer und bildet mit dem Amboss ein Kiefergelenk. Dieses primäre Kiefergelenk *ist* das spätere Hammer-Amboss-Gelenk! Im sechsten Monat der Fetalentwicklung wird dieser Unterkieferknorpel (Meckelscher Knorpel) zurückgebildet; der Hammer bleibt als Rest übrig, verknöchert wie der Amboss, und das Gelenk zwischen beiden wird Hörgelenk. Für das Kauen entwickelt sich stattdessen ein neues, das sogenannte sekundäre Kiefergelenk. Diese erstaunliche *Metamorphose des primären Kiefergelenkes in ein Hörgelenk* (Abb. 3 und 4) in der Individualentwicklung des Menschen ist die Wiederholung eines Schrittes, der sich stammesgeschichtlich

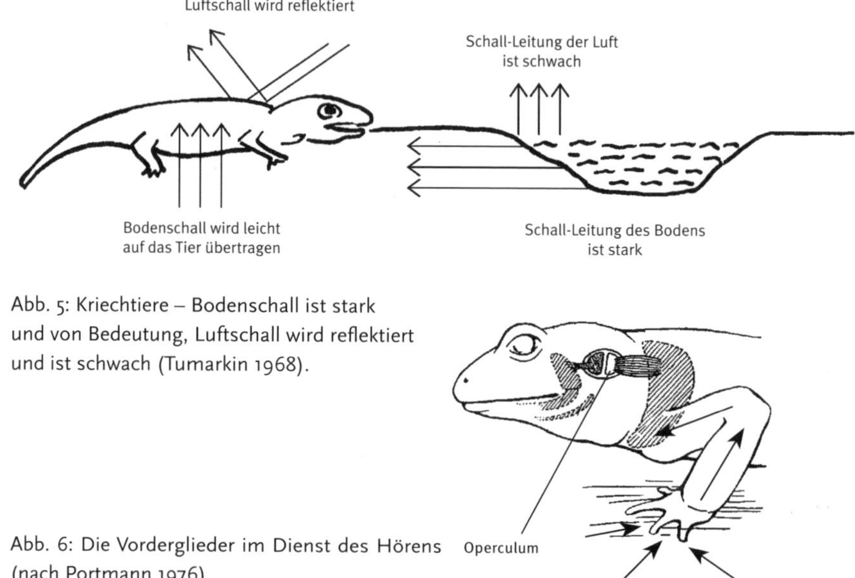

Abb. 5: Kriechtiere – Bodenschall ist stark und von Bedeutung, Luftschall wird reflektiert und ist schwach (Tumarkin 1968).

Abb. 6: Die Vorderglieder im Dienst des Hörens (nach Portmann 1976)

von den Reptilien zu den Säugetieren vollzogen hat (Reichert-Gauppsche Theorie) des Kiefergelenkes (siehe Abb. 4).[13] Gisbert Husemann fasste diese Metamorphose in den Satz zusammen: «Hören ist nach innen genommenes Kauen.»[14]

Die Evolution des Hörens. Von der Erdschwingung zur Luftschwingung

Der der Erde aufliegende *Leib* von Amphibien und Reptilien leitet Bodenschall *tiefster Frequenzen* zum Innenohr weiter, und zwar über das bei diesen Tierklassen relativ großräumige *Liquorsystem von Rückenmark und Gehirn*. Dies gilt für Vibrationen und tiefste Bassfrequenzen.[15]

Höhere Frequenzen werden über die Vordergliedmaßen fortgeleitet. Amphibien und Reptilien haben hierfür ein zweigeteiltes ovales Fenster. Die vordere Hälfte ist *über den Gehörknöchel des Mittelohres (Columella)* der Luft exponiert für Luftschall, der hinteren Hälfte liegt eine knöcherne Platte auf (Operculum, siehe Abb. 6). Letztere ist über Sehnen und Muskeln mit dem Schulterblatt verbunden, wodurch höherfrequenter Boden- und Wasserschall über die Vorderglieder dem Mittel- und Innenohr zugeleitet wird.[16] (Abb. 5 u. 6) Die Größe der schwingenden Masse der Vorderglieder begrenzt dieses Hören auf einen tiefen bis mittleren Frequenzbereich. Indem die Säugetiere nun den Rumpf ganz von der Erde wegstemmen und die Gliedmaßen unter den Rumpf drehen, vollzieht sich zugleich auch die Verinnerlichung des Hörens – das frühere Kaugelenk wird Hörgelenk; zugleich wird die Verbindung zwischen Trommelfell und Vordergliedmaßen zurückgebildet. Mit diesem Schritt zur *reinen Luftschallperzeption* steigt das Frequenzspektrum nochmals in die Höhe.[17] Das Hörvermögen in der Evolution geht in dem Maße in die Höhe, wie die schwingende Masse, die an der Fortleitung beteiligt ist, zurücktritt:

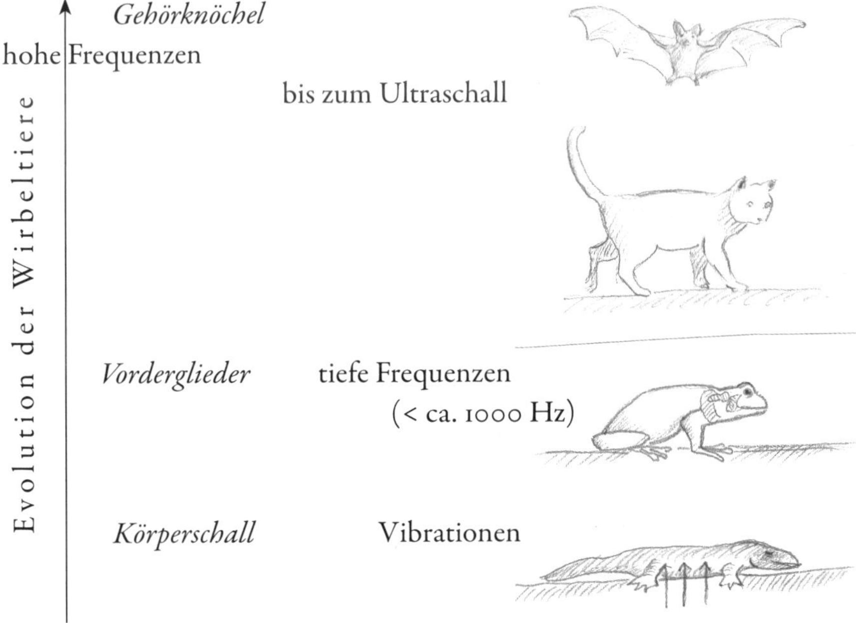

Abb. 7: Der Anstieg der Tonhöhenwahrnehmung in der Evolution der Wirbeltiere (Tierzeichnungen von Christian Breme)

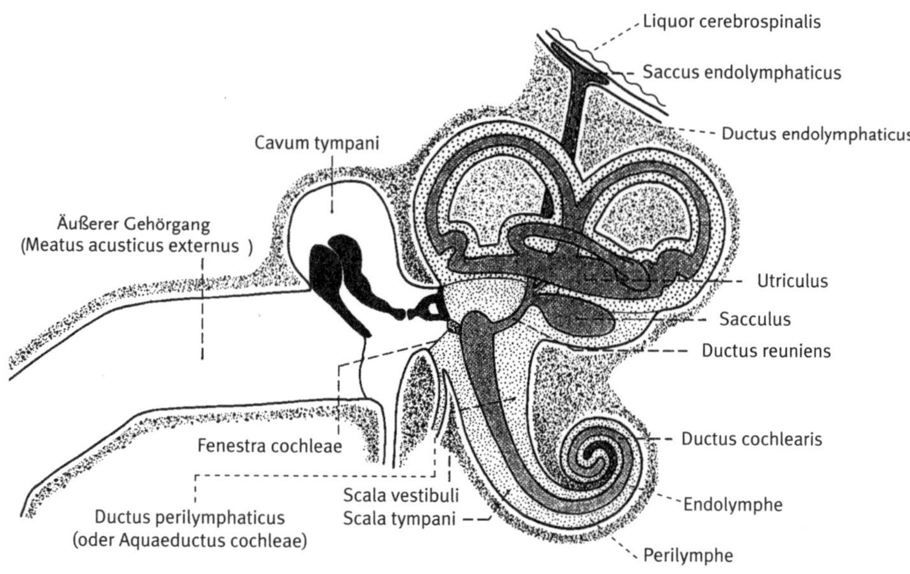

Abb. 8: Äußerer Gehörgang, Mittelohr und Innenohr mit knöchernen und häutigen Labyrinth

Mit der Verinnerlichung erschließt sich das Hören also zugleich höhere Tonfrequenzen. Mit der Steigerung der *Tonfrequenzen* steigern sich auch die *Schrittfrequenzen der Tiere*; sie beginnen zu laufen, zu rennen, ja zu fliegen. Wir werden sehen, dass dies keine äußerliche Analogie ist, sondern Ausdruck eines gesetzmäßigen Zusammenhanges.

Die deutsche Sprache benennt «hohe» und «tiefe» Töne räumlich, was mit der tieferen und höheren Lage des Leibes im Verhältnis zur Erde korreliert. Dass Vögel, die sich räumlich von der Erde entfernen, auch sehr hohe Töne und Fledermäuse sogar Ultraschall erzeugen, ist offenbar kein Zufall. Auch von ganz anderer Seite her hat man entdeckt, dass die deutsche Sprache, indem sie die Frequenz der Töne mit «Höhe» und «Tiefe» räumlich benennt, auf eine Wahrheit deutet. Man hat nämlich herausgefunden, dass Menschen mit Amusie, d.h. mit der Unfähigkeit, Tonhöhenunterschiede innerhalb einer Melodie wahrzunehmen, eindeutige Einschränkungen in der *räumlichen* Gestalterfassung aufweisen (etwa vier Prozent der Menschheit).[18]

Die Funktion des Innenohres

Das Innenohr entzieht sich der gewöhnlichen Sinnesbeobachtung. In mikroskopischer Größenordnung lebt es dort, wo sonst das blutbildende Knochenmark zu Hause ist im Innern des Knochens der Schädelbasis. Dort liegt sein spiralförmiger häutiger Schlauch von zweieinhalb Windungen in einem knöchernen Spiralgang des Felsenbeins.

Innen mit wässriger Lymphe («Endolymphe») erfüllt und außen umgeben von »Perilymphe» schwimmt das Innenohr auch äußerlich so in der «Perilymphe», wie Gehirn und Rückenmark im Gehirnwasser schwimmen. Der Perilymphraum hat zum Gehirnwasserraum direkten Kontakt über den *Ductus perilymphaticus* (oder *Aquaeductus cochleae*), der Endolymphraum hingegen hat indirekten Kontakt zum Gehirnwasser über den *Ductus* bzw. *Saccus endolymphaticus* (Abb. 8).

Die Schwingungen des Tones, vom Trommelfell empfangen und von den Gehörknöchelchen weitergeleitet, erscheinen in der Innenohrlymphe als sogenannte *Wanderwelle*. Nach Békésy, der für seine Wanderwellentheorie den Nobelpreis erhielt, löst jeder Ton eine Wanderwelle in der Endolymphe der Scala media aus. An der Stelle des Schneckengangs, wo diese Welle «brandet», d.h. in sich zur Ruhe kommt, indem sie zusammenbricht, werden die Sinneszellen erregt. Die Länge der Wanderwelle ist dabei abhängig von der Frequenz des Tones: Hohe Töne branden schon am Beginn der Schnecke, je tiefer die Frequenz, umso länger wandert die Welle, bis sie brandet und Basstöne branden erst in der Schneckenspitze. Man mag sich hier daran erinnern, dass ein lautes Rockkonzert bei günstigen Bedingungen noch in einer Entfernung von mehreren Kilometern hörbar ist – aber nur in den *Bässen*! Wie in der Schnecke, so gilt auch hier: Tiefe Töne haben eine große räumliche Reichweite, hohe Töne eine geringe (Abb. 9 und 10).

Nach Békésy sollte nun die Brandung der Innenohrlymphe die Härchen der Hörzellen auslenken und dies durch Depolarisation der Sinneszellen die Nervenerregung der sensorischen Nerven auslösen.[19] Unklar blieben dabei lange Zeit zwei Fragen. Erstens ist die Fähigkeit des menschlichen

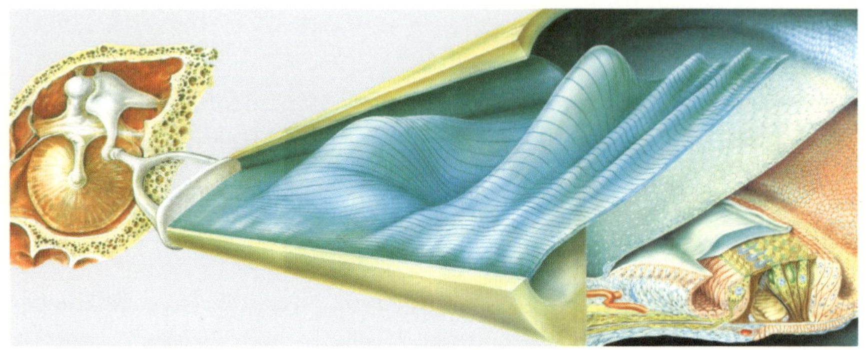

Abb. 9: Schematische Darstellung der Wanderwelle im häutigen Labyrinth

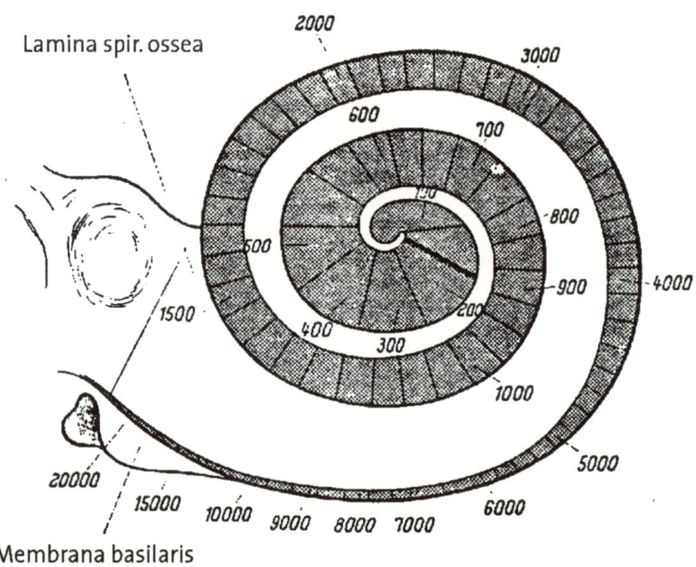

Abb. 10: Die Lage der Tonfrequenzen nach Békésy (siehe Zenner 1994)

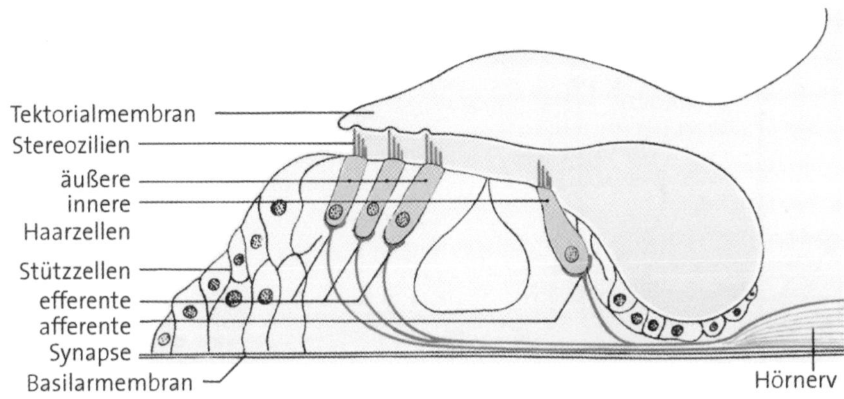

Abb. 11: Schematische Anatomie des Cortischen Organs nach Zenner 1994

Ohres, Tonhöhen zu unterscheiden, viel genauer, als sie nach dieser Voraussetzung sein könnte. Zweitens blieb lange unklar, weshalb drei Viertel der Sinneszellen – die drei Reihen der *äußeren* Haarzellen – nicht sensorisch, sondern im Wesentlichen efferent für die motorische Antwort innerviert sind. Nur das von den äußeren Haarzellen relativ isoliert liegende Band der inneren Haarzellen des Cortischen Organs ist überwiegend sensorisch (afferent) innerviert (vgl. Abb. 11).

Beide Fragen sind weiter aufgeklärt worden, als man entdeckte, dass die äußeren Haarzellen ein kontraktiles Zytoskelett besitzen. Die Muskelproteine(!) Aktin und Myosin finden sich hier in einer hoch geordneten Weise dergestalt, dass zum Beispiel in den Härchen der Sinneszellen (Stereozilien) die Aktinfilamente eine nahezu *kristallförmige* Struktur aufweisen. Sie sind hier nicht biegsam, sondern starr, und ihre Auslenkung geschieht gelenkartig in der Kutikularplatte der Sinneszelle, in der sie mit einer starken Verjüngung verankert sind. Aber auch in der Zellwand der Haarzellen findet sich hoch geordnetes Aktin und Myosin.[20]

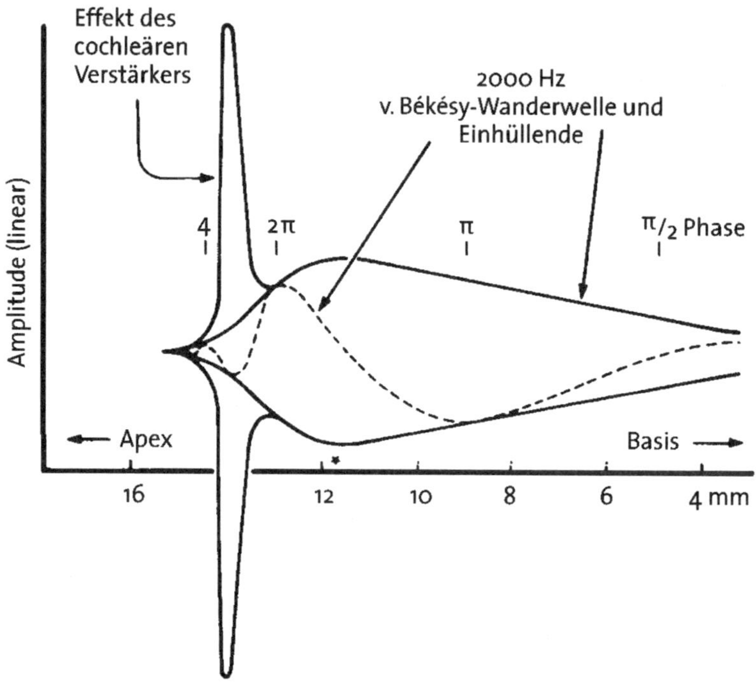

Abb. 12: Die Wanderwelle von Békésy und ihre Einhüllende.

Der cochleäre Verstärker bedingt eine hohe, scharfe und frequenzabhängige Auslenkung der Basilarmembran (nach Weaver und Lawrence), zit. nach Zenner 1994.

Die muskuläre Sinnestätigkeit im Innenohr

Wenn die passive Wanderwelle der Endolymphe nun an dem für die auslösende Frequenz charakteristischen Ort der Schnecke brandet, so werden die Sinneshärchen der äußeren Haarzellen dadurch passiv ausgelenkt. Die Wirkung dieser Auslenkung ist eine Öffnung von Poren der Sinneszellen für die kaliumreiche Endolymphe, in die sie hineinragen. Dies depolarisiert die Zelle; sie kontrahiert sich durch das kontraktile Protein Prestin als Ganze und beugt sich mitsamt der in ihr eingewachsenen Sinneshärchen in Richtung auf die inneren Haarzellen.[21] Dabei wird die Tektorialmembran, die auf den Spitzen der Sinneshärchen zart aufliegt, mitbewegt. Die Bewegungsantwort auf die Wanderwelle des Tones überträgt sich nun über die Endolymphe durch Flüssigkeitskoppelung auf die Sinneshärchen der inneren, überwiegend sensorischen Haarzellen. Sie werden ebenfalls ausgelenkt; aber sie antworten nun nicht muskulär, sondern die Stereozilienauslenkung bewirkt hier eine Depolarisation, die als Nervenpotenzial fortgeleitet wird.

Der Ton wird also im Innenohr von einer sensiblen Muskeltätigkeit in Empfang genommen. *Das Ohr ist ein muskuläres Sinnesorgan.* Man kann die aktive Muskelantwort durch die äußeren Haarzellen mit der Auslösung von Muskel-Eigenreflexen vergleichen. Der Reflexhammerschlag des untersuchenden Arztes dehnt z.B. die Sehne der Kniestreckermuskeln. Die darin enthaltenen Sinnesrezeptoren vermitteln über das Rückenmark eine Kontraktion der gedehnten Kniestrecker. Die sensible Muskeltätigkeit des Ohres ist aber vor allem mit den *Bewegungsphänomenen* der Arme und Beine zu vergleichen: Wir nehmen durch Muskelspindeln und Gelenkrezeptoren die Winkeländerung einer Gliedmaße wahr und antworten mit einer Muskelaktivität dieser Dehnung entsprechend, etwa beim Gehen als Reaktionen auf die beugende Schwerkraft.

Die aktive Muskelantwort der äußeren Haarzellen *verstärkt* nun die vom gehörten Ton erregte Wanderwelle in ihrer Amplitude; und sie verschärft sie in ihrer Spitze. Dadurch wird erstens die Hörschwelle um bis zu 40 dB gesenkt, zum anderen aber die Diskriminationsfähigkeit zwischen zwei Tonhöhen gesteigert. Man spricht deshalb von einem im Innenohr tätigen cochleären Verstärker und Filter (vgl. Abb. 12).[22]

Es wird vermutet, dass die beschriebene Muskeltätigkeit des Innenohres auch die Quelle der sogenannten otoakustischen Emissionen ist. Dabei handelt es sich um feinste, sehr hochfrequente Töne, die – vor dem Trommelfell messbar – vom gesunden Ohr abgestrahlt werden.

Die *Aktivität* der Verstärkung der Wanderwelle ist umso ausgeprägter, *je leiser der Ton*. Je *lauter* der Ton, umso mehr ähnelt die Welle der unscharfen passiven Wanderwelle, wie sie an der Leiche gefunden wird und dort von Békésy erstmals entdeckt wurde (Abb. 12). In der Reaktion auf die Lautheit des Tones spielt die Empfindlichkeitsveränderung des Cortischen Organs über die motorische Innervation der äußeren Haarzellen eine Rolle.[23] Wir haben hier ein physiologisches Korrelat des aktiven Lauschens vor uns.[24] Bekanntlich kann der Musiker Tonhöhen umso präziser unterscheiden, je höher die Tonfrequenz ist. Jeder Klavierstimmer muss in den *Bass-Oktaven* »Fünfe grad sein lassen», weil wir dort nicht so genau Tonhöhen trennen können wie im Diskant. Dem entspricht, dass die äußeren Haarzellen an der Schneckenbasis, wo die höchsten Frequenzen wahrgenommen werden, *am stärksten efferent innerviert* sind und die efferenten Nerven zur Schneckenspitze hin abnehmen. Morphologisch «erinnern die efferenten Endigungen an motorische Endplatten in der Muskulatur der Gliedmaßen».[25] Goethe erfasste die aktive Seite des Ohres mit erstaunlicher Präzision in seiner Tonlehre: «Dem Ohr müssen wir jedoch, als einem hohen organischen Wesen, *Gegenwirkung* und *Forderung* zuschreiben; wodurch der Sinn ganz allein fähig wird, das ihm von außen Gebrachte aufzunehmen und zu fassen. Doch ist bei dem Ohr die Leitung noch immer besonders zu betrachten, welche durchaus erregend und produktiv wirkt.»[26]

Von der technisch vorgestellten zur lebendigen Physiologie

Bedenken wir nun, in welchen räumlichen Dimensionen die oben wiedergegebenen Forschungsresultate der Physiologie beobachtet und berechnet werden. Die Auslenkung der Sinneshärchen im Innenohr beträgt 0,01° oder 0,4 Å. «Dies ist ein außerordentlich niedriger geometrischer Wert, der *unterhalb der Dimension eines Wasserstoffatoms* liegt.»[27] *Ist eine Bewegung, die kleiner als das kleinste Atom des Periodensystems ist, noch als Bewegung im physischen Raum zu denken?* Wir hatten eingangs erwähnt, dass schon aus der Bewegung der Gehörknöchel die Wirkung der Schwerkraft durch die Lagerung ausgeschaltet ist, sodass wir den Begriff des «Imponderablen», des Gewichtslosen, als Eigenschaft der Tonschwingungen aus der Physiologie heraus gerechtfertigt fanden. Außerdem wird von den Forschern ausdrücklich betont, dass die aktive Bewegungsantwort des Ohres *vom Leben des Organismus abhängig* ist. Die Wanderwelle in Abb. 12 hatte der Physiker Békésy an Leichen gefunden; die aktive cochleäre Antwort der Verstärkung ist an das Leben des Organismus gebunden. Diese Leistung ist hochgradig verletzlich durch zu laute Töne oder durch Medikamente.

Diese Phänomene weisen über physisch-irdische Gesetzmäßigkeiten hinaus und hin auf die Eingliederung des Ohres in die Gesetzmäßigkeiten des Ätherischen oder des Lebens. Der Ton ist physikalisch eine Luftschwingung. Auch die Tatsache, dass die Sinnesrezeptoren des Ohres nicht am Trommelfell sitzen, wodurch sie von der Luftschwingung erregt würden, sondern die Tonwirkung nur im *flüssigen* Innenohr mitmachen, ist ein Hinweis darauf, dass wir mit dem Ohr den Ton gar nicht in der physischen Welt wahrnehmen, sondern in der lebendigen, ätherischen Welt. «Also das Ohr ist eigentlich dazu da, um ... das Tönen des Tones in der Luft zu überwinden und uns das reine Äthererlebnis des Tones ins Innere zurückzuwerfen.»[28]

Gehen – Singen – Hören

Eine dem Leben gemäße Denkweise erarbeitet die Wirklichkeit des Organismus dadurch, dass sie die Phänomene vergleicht und den gemeinsamen Typus als lebendige Idee daraus erfasst. Gisbert Husemann hat dies für das Phänomen der Winkelauslenkung der Sinneshärchen des Innenohrs geleistet. Diesem Abschnitt liegt seine Idee zugrunde.[29]

Geometrisch betrachtet besteht jede Gliedmaßenbewegung darin, dass die Gerade einer Schaftachse sich im Punkt des Gelenkzentrums um einen bestimmten Winkelgrad dreht. Deshalb ist der Winkelmesser das Handwerkszeug des Orthopäden, mit dem er die Funktion der Gliedmaßen beurteilt.

Beleuchtet mit der lebendigen Idee des oben erfassten Gliedmaßen-Stoffwechsel-Typus des Ohres zeigt sich die passive und die aktive Winkelauslenkung der Sinneshärchen (Stereozilien) des Innenohrs als eine ins

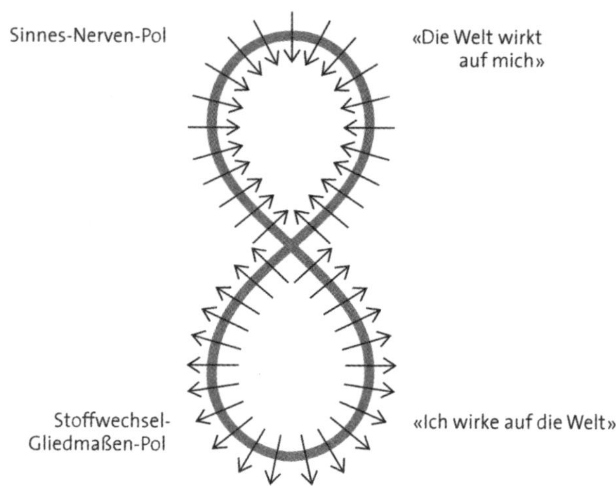

Abb. 13: Die Muskelfunktionen in der Gliedmaßen- und in der Sinnestätigkeit

Kleinste zusammengezogene Metamorphose der Gliedmaßentätigkeit. Die Muskulatur der Beine und Arme bewegt sich in Wechselwirkung mit der Schwerkraft; die Rezeptorenmuskeln des Innenohres bewegen sich, wie auch die Gehörknöchel, in der imponderablen Welt der Töne.

Beim Ohr handelt es sich um ein *Sinnesorgan*, bei den Gliedmaßen um aktive Tatorgane. In den Sinnen *wirkt die Welt auf mich*; sie konzentrieren sich im Haupt. In den Gliedern *wirke ich auf die Welt* im Handeln (Abb. 13).

An den Gehörknöchelchen des Mittelohres sahen wir, dass der Ton der Außenwelt diese kleinen Glieder in Gelenken bewegt. Der Ton selbst tritt hier an die Stelle der Muskulatur. Diese Bewegung wird fortgeleitet auf das Wasser, und in diese Bewegung der Tonschwingung schaltet sich zuletzt ein ganz dem Hören dienender, *nach innen gerichteter Muskelwille* ein. Dieselbe Umstülpung gilt für die äußeren und inneren Muskeln des Auges, die in der Blickbewegung und in der Akkomodation dem Sehen dienen.

Die Gliedmaßenbewegung ist Bewegung im äußeren *Raum*, die unseren physischen Leib trägt. Wenn wir Musik und Sprache hören, erleben wir

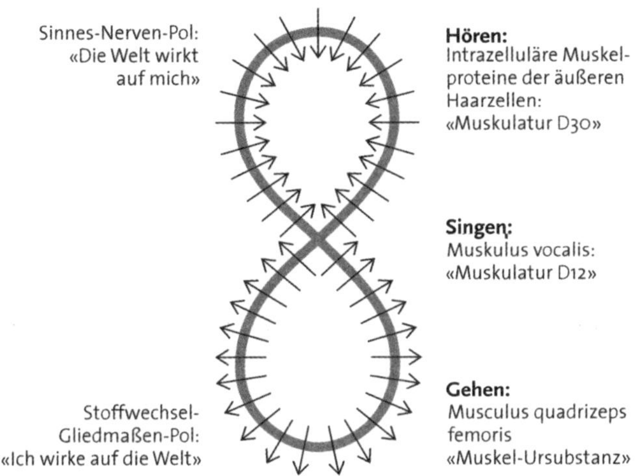

Abb. 14: Die homöopathisierende Metamorphose der Muskelsubstanz (in Anlehnung an Rudolf Steiner, *Geisteswissenschaft und Medizin*, GA 312, 2. Vortrag). Siehe auch S. 117.

Bewegung in der *Zeit*, die geistigen Inhalt trägt.[30] Gesungene Töne sind Träger von Seelenbewegung und in der Sprache von geistiger (Gedanken-) Bewegung. Das Gemeinsame der Gliedmaßen- und der Innenohrtätigkeit ist die Muskelbewegung. Rudolf Steiner folgend, kann man diese Umstülpungs-Metamorphose der Beinmuskeln in die Hörmuskulatur des Innenohres mit der Umwandlung des Stoffes durch das homöopathische Potenzierungsverfahren vergleichen:

Die Beinmuskeln sind durch ihre Verankerung in den physischen Kräften der Erde (Schwerkraft) mit der *physischen Ursubstanz*, also mit dem Ausgangsmaterial des Pharmazeuten aus der Natur zu vergleichen. Die Muskulatur des Innenohres wäre ihrem vergeistigten Prozesse nach «Muskulatur D 30». Sie wirkt im Sinnesprozess, «geistartig» im Sinne von Samuel Hahnemann[31] – aber zugleich *entgegengesetzt* von außen nach innen. Dem entspricht wiederum die polarische Metamorphose der Homöopathie. Was im unteren Menschen physisch *vergiftend* wirkt, wirkt homöopathisiert, d.h. umgestülpt vom ätherischen Gegenraum[32] aus *heilend*. In diesem Sinne nennt Rudolf Steiner den gesamten oberen Menschen den «homöopathisierten unteren Menschen».[33]

Die Metamorphose der äußeren Muskelbewegung in die innere lässt sich in einem symbolischen Experiment verdeutlichen. Man denke sich ein Seil, das mit seinem einen Ende an einer Wand befestigt ist. Nun versetzt man das Seil in Schwingung, etwa im Rhythmus des Gehens. Die Wellen des Seiles werden auf die Wand zulaufen. Beschleunigt man nun diese Bewegung, so wird man bis an eine Grenze kommen. Wenn man das freie Seilende in eine Maschine einspannt, kann man die Schwingungsfrequenz des Seils mithilfe eines Motors weiter steigern. Man wird dabei die Maschine mit einem Schlitten fest im Boden verankern, um das Seil bei steigender Frequenz spannen zu können. Bei gleichem Abstand des Betrachters wird die Amplitude (der Schwingungsausschlag) des Seils in einem bestimmten Moment so klein, dass die Schwingung für das Auge unsichtbar wird. In diesem Moment, wo die Seilbewegung aus dem sichtbaren Raum verschwindet, *erscheint* sie für das Ohr: Sie beginnt zu brummen. Die tiefen Töne der Subkontraoktave steigen bei weiterer Steigerung der Geschwindigkeit in die Höhe.

An diesem symbolischen Experiment verfolgen wir den Weg der Bewegung oder des Willens aus dem äußerlich sichtbaren Raum über eine Schwelle in den inneren Seelenraum der musikalischen Bewegung und des Wortes. Aus *extensiver* Bewegung wird *intensive* Bewegung.[34]

Im Menschen ist auch dieses *Übergangsmoment* zwischen der Gliedmaßenbewegung und der Ohrtätigkeit organisch verwirklicht, dort nämlich, wo sich quergestreifte, willkürliche Muskulatur in hoch beschleunigten Bewegungen aus der Raumeswelt der Gliedmaßen zurückgezogen hat und im Inneren als Klang erscheint – in den *Stimmbändern* des Kehlkopfes. Als Klang wirkt seine Muskelbewegung noch *willenshaft nach außen* und behält insofern ihre Gliedmaßenrichtung (vgl. Abb. 14). Aber sie ist zugleich musikalische Tätigkeit in der Sinnessphäre des Ohres. So liegt die klangerzeugende Kehlkopf-Muskeltätigkeit, von der Atmung getragen, genau in der Mitte zwischen den extensiven Raumbewegungen der äußeren Gliedmaßen und dem Innenohr-Muskelprozess des Hörens.

Der Ort des Kehlkopfes entspricht damit dem Kreuzungspunkt der Lemniskate in Abb. 13. Hatten wir den Hörprozess vergleichsweise als «Muskelbewegung D 30» angesprochen, so wäre der Kehlkopftätigkeit eine mittlere, dem Atemsystem gemäße Potenz zuzuordnen, etwa eine D 12.[35]

Ein etwa vierjähriges Mädchen kam aus dem regennassen Garten, wo es einen Regenwurm beobachtet hatte, zu seinem Vater ins Haus und sagte: «Vater – der Wurm schweigt.» Damit verstehen wir Hegel, der in seiner Naturphilosophie zu unserem Thema sagte: «Die Geburt des Klanges ist schwer zu fassen. Das spezifische Insichsein, von der Schwere geschieden, ist, als hervortretend, der Klang; er ist die Klage des Ideellen in dieser Gewalt des Anderen [der Materie, A. H.], ebenso aber auch sein Triumph über dieselbe, in dem es sich in ihr erhält.»[36]

Der ganze Muskelmensch hört

Seit den Untersuchungen von Condon, der mit Hochgeschwindigkeitskameras Menschen beim Sprechen und Zuhören von Sprache gefilmt hat,[37] weiß man, dass der Hörende, und zwar schon das Neugeborene, feinste, mit gewöhnlicher Beobachtung unsichtbare Muskelbewegungen am ganzen Körper ausführt, die den Sprachbewegungen synchron verlaufen. Die Muskulatur des Hörenden «tanzt» nach den Klängen der Sprache! Die von Condon begründete Mikrokinesik ist von anthroposophischen Forschern aufgegriffen worden,[38] weil sie in der Tat Rudolf Steiners Forschungen experimentell bestätigt. Durch technische Kunst werden Bewegungen wahrnehmbar gemacht, die ebenso wie die Innenohrbewegungen nicht als physische, sondern als ätherische Bewegungen anzusprechen sind. Sie zeigen: Der Hörende macht sich mit seiner äußeren, physischen Willkürmotorik unbewusst die *Mikrobewegungen der Innenohrmuskulatur* zu eigen; der Typus der äußeren Haarzellmotorik des Innenohres ergreift den ganzen Muskelmenschen, er wird ganz Ohr. In Rudolf Steiners Beobachtung klingt das so: «Was den Muskel in Bewegung bringt, was irgendeine Bewegung des Muskels hervorruft, das hängt zusammen mit dem Astralleib, und zwar so, dass im Astralleib selber zur Bewegung des Muskels eine Art Tonentwickelung, eine Art Schallentwickelung stattfindet. Etwas wie eine Art Musikalisches durchdringt unseren Astralleib, und der Ausdruck dieser Tonentwickelung ist die Muskelbewegung. ... [D]er Mensch ... ist wirklich eingesponnen ... in die Weltensphärenharmonien, bis in seine Muskeln hinein.»[39]

Musik und Spiegelneurone

Wie die äußere Körpermuskulatur auf den Bewegungen des Sprechers «tanzt», wie das Innenohr mit Muskelbewegungen auf den Ton antwortet, dies metamorphosiert sich auch *ins Gehirn*: Wer den andern handeln oder sprechen sieht, aktiviert im eigenen Gehirn neben den sensorischen (rezeptiven) Arealen die gleichen *motorischen Areale, die er selbst für die Ausführung des wahrgenommenen Handelns oder Sprechens aktivieren würde* und die der andere aktiviert. Molnar-Szakacs und Overy kommen zu dem Schluss, «dass Menschen Signale in der Kommunikation, seien sie visuell oder auditiv, seien sie sprachlich oder musikalisch, dadurch verstehen können, dass sie die motorische Aktion, die dem Signal zugrunde liegt, verstehen ...»[40] Die Umstülpung, die imaginativ gedacht dem Hören zugrunde liegt, ist mit der heutigen Physiologie voll im Einklang.

Es ist immer wieder als Rätsel empfunden worden, dass das Labyrinth des Innenohrs sich mit den *Bogengängen des Gleichgewichtsorgans zu einem* Organ vereinigt. Nach dem dargestellten Zusammenhang erscheint es aber im wörtlichen Sinne bio-logisch, dass der im Gliedmaßen-Stoffwechsel-System verankerte Gehörsinn sich organisch mit dem Sinn zusammenschließt, der die räumlichen Bewegungen des Körpers im Schwerefeld der Erde wahrnimmt. Ja, die Vereinigung beider Sinne kann geradezu als Beweis dafür gelten, dass die polarische Metamorphose von Gliedmaßentätigkeit und Ohrtätigkeit nicht «nur erdacht» ist.

Musiktherapie

Die folgenden Einblicke in die Musiktherapie von Bewegungsstörungen sprechen vor diesem Hintergrund für sich.

In einer Studie mit Parkinson-Patienten wurden über drei Monate sechzehn Patienten mit Musiktherapie und eine gleich große Kontrollgruppe mit Physiotherapie behandelt. «Während die Rigidität durch die Physiotherapie besser beeinflusst wurde als durch Musiktherapie, war es bei der Bradykinese (verlangsamte Bewegung) genau umgekehrt. Sie wurde durch die Musiktherapie signifikant deutlicher beeinflusst als durch Physiotherapie. Auf den Tremor (Zittern) hingegen hatten beide Therapien keinen Einfluss. Musiktherapie zeigte jedoch zudem signifikant positive Effekte auf Alltagsaktivitäten wie Anziehen, Essenschneiden, die Häufigkeit von Stürzen und des sogenannten Freezings, d.h. das krankheitsbedingte Verharren in bestimmten Stellungen.»[41] Es soll Parkinson-Kranke geben, die, wenn die Ampel auf «grün» schaltet, ein mitgeführtes Metronom einschalten und mit dieser «Hörhilfe» prompt losgehen können.

Auch parkinsonartige Bewegungsstörungen bei postencephalitischen Patienten sprechen oft auf Musiktherapie sehr gut an; ja selbst die Gangstörungen unter Alkoholeinfluss können durch Musik behoben werden. Ein Neurologe, der Partygäste beobachtete, schrieb: «Obwohl sie immer betrunkener wurden und torkelten, *wenn die Musik aussetzte*, schien ihr Tanz überhaupt nicht darunter zu leiden.» Oliver Sacks hat dieser Wirkung von Musik in einem seiner Bücher ein eigenes Kapitel gewidmet: *Kinetische Melodie-Parkinson-Krankheit und Musiktherapie*.[42] Er beschrieb als Neurologe mit hoher Musikalität die Rehabilitation seiner eigenen Beinnervenverletzung mit einer peripheren Lähmung und fasste sie so in Worte: «Und plötzlich ertönte inmitten der Stille, dem stummen Zucken bewegungsloser, eingefrorener Bilder, Musik, herrliche Musik: Mendelssohn, *fortissimo*! Leben, berauschende Bewegung! Und ebenso plötzlich stellte ich fest, dass ich, ohne nachzudenken, ohne es in irgendeiner Weise zu beabsichtigen, mühelos und *mit* der Musik gehen konnte. Und ebenso plötzlich, genau in dem Augenblick, in dem diese innere Musik begann,

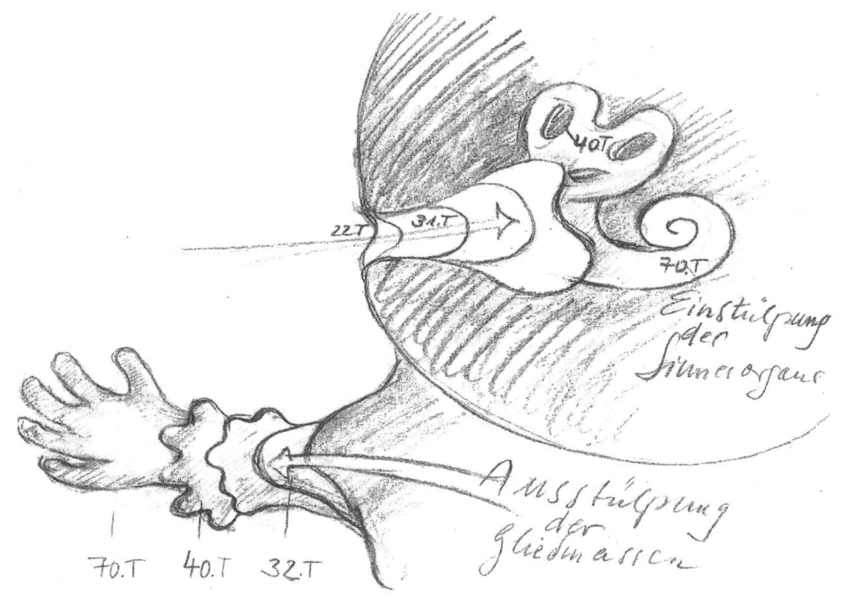

Abb. 15: Die embryonale Entwicklung der Hand und des Innenohres mit den Angaben der Entwicklungstage (T.) (Zeichnung von Christian Breme[46])

jenes Mendelssohn-Konzert, das meine Seele heraufbeschworen und halluziniert hatte, und in ebenjenem Moment, in dem meine ‹motorische› Musik, meine kinetische Melodie, mein Gang zurückkehrte – in genau diesem Moment *kehrte auch mein Bein zurück.*»[43]

Das Auge ist destruktiv – das Ohr motiviert

Wenn ein Patient einen Schlaganfall erlitten hat und ein Arm gelähmt ist, dann übt er Bewegungsvorgänge, z.B. den Faustschluss der gelähmten Hand und zwar, so, dass er sich am Vergleich mit der gesunden Hand, die die gleiche Aufgabe erhält, orientieren und motivieren soll. Gewöhnlich vergleicht der Patient dabei die beiden Gliedmaßen – außer mit dem Bewegungssinn – vor allem mit dem Sehsinn. Es gibt aber auch die Möglichkeit, dem Patienten den Vergleich seiner gesunden und seiner kranken Bewegung über den Hörsinn zu erschließen. Dazu wird von beiden Armen ein EMG (Elektromyogramm) abgeleitet und in akustische Signale verwandelt, die der Patient über Kopfhörer hört. Er hört mit geschlossenen Augen die Muskelkontraktion des gesunden Armes und versucht, mit dem kranken diese «Bewegungsmelodie» nachzumachen.[44]

Die Erfolge dieser akustischen «Biosignaltherapie» über das Hören sind dem Biofeedback über die Augen weit überlegen. Der Therapeut, den ich im «Bremer-Institut für Rehabilitation und Kurzzeittherapie» besuchte, sagte: «Das Auge ist destruktiv, es überbewertet den *Mangel* der kranken Seite – das Ohr hingegen *motiviert*».[45, 46]

Der Beweis der Schlange

Dafür, dass wir mit den Gliedern hören, liefert die Schlange einen Beweis der Natur. Schlangen gehören zu den *Reptilien*, die im Allgemeinen Trommelfell und Mittelohr besitzen. Bei den Schlangen sind die Gliedmaßen aber *zurückgebildet* und mit ihnen auch Trommelfell, Paukenhöhle und eustachische Röhre: Schlangen sind für Luftschall taub, sie nehmen nur Bodenvibration wahr.[47]

Das dargestellte motorische Gesamtbild des Hörens bis hin zu den Spiegelneuronen beleuchtet folgendes Forschungsergebnis Rudolf Steiners: «Dasjenige, was im Ohr Sinnesorganisation ist, hängt in einer sehr feinen Weise innerlich mit allen den Nerven zusammen, welche die heutige Physiologie ‹motorische› nennt, die aber in Wirklichkeit dasselbe wie die Sinnesnerven sind; dass alles dasjenige, was von uns als Ertönendes erlebt wird, wahrgenommen wird durch die in unsere gliedliche Organisation eingebetteten Nervenstränge. ... Darin liegt zum Beispiel der Grund, warum Schopenhauer und andere die Musik so eng mit dem Willen in Zusammenhang gebracht haben.»[48, 49, 50]

Der Gang von Ton zu Ton – die musikalische Bewegung

Musik lebt in einem Gebiet unseres Bewusstseins, wo wir Inhalte nicht nur ruhig beobachten – was dem Denken gegeben ist, sondern wo wir innerlich *mit-gehen*, ohne uns deshalb schon *äußerlich* bewegen zu müssen wie im Tanz. Gerade dadurch zeigt sich die Durchdringung von Fühlen und Wollen, dass wir im Fühlen Bewegungen innerlich seelisch vollziehen können, ohne sie äußerlich auszuführen. So erfassen wir die Rhythmen, die harmonischen Wandlungen, die Intervallgebärden einer Melodie als im Fühlen innerlich differenziert gestaltete Bewegungen des Willens. Das zeigt sich als Urphänomen im Intervall-*Schritt* von Ton zu Ton.

Was im Fortschreiten von *f* nach *a* als «Dur-Terz» erlebt wird, ist eine innere musikalische Qualität, die im Einklang mit einer Reihe musikalischer Denker als *Bewegungs- oder Willensgeste* charakterisiert werden kann.[51] Diese Willensschicht des Musikalischen ergreift die Menschen, und zwar weit weniger abhängig von ihrem intellektuellen Bildungsstand als etwa Literatur oder Malerei. Es ist die Welt, die physiologisch im Stoffwechsel-Gliedmaßen-System lebt, im System der *Energiebereitstellung*. Was hier «Wille» genannt wird, ist nicht mit dessen Vorstellungsreflexion zu verwechseln, die wir als «Absicht», «Ziel» oder «Motivation» bezeichnen. Es ist die uns weitgehend unbewusste Kraftschicht unseres Wesens, die dann wirkt, wenn wir Taten verrichten. Im Alltag erleben wir sie als Tatbereitschaft und innere Bestrebung zu handeln. Seine organischen Untergründe zeigt der Handlungsantrieb negativ bei physischer Krankheit, die zur «Arbeitsunfähigkeit» führt. Dann benötigt der Organismus alle Stoffwechsel- und Aufbaukräfte zur Bewältigung seiner Krankheit, etwa im Fieber. Nach der Genesung haben wir diese dem Leib zugewandten Stoffwechselenergien wieder frei und *überschüssig* für die Bewegungen der Muskulatur – was sich dem Lebenssinn als Leistungsbereitschaft mitteilt («Ich fühle mich wieder fit»). Dem Patienten mit sogenannter endogener Depression fehlt beim Erwachen der Zugang zu diesen freien Kräften, was er lähmend als Antriebsverlust erlebt.

Die Wirklichkeit der Musik

Musikalisch kommen wir im Fühlen an diese Willensschicht heran, indem wir ihre Bewegungsimpulse erleben und gestalten. Wir sind hier auf der *Innenseite* derselben Tatsachen, die wir oben von der Außenseite betrachtet haben, als uns die Stoffwechsel-Gliedmaßen-Natur des Hörens deutlich wurde. Das erfasste Schopenhauer: «Die Musik ist also *Abbild des Willens selbst*, dessen Objektivität auch die Ideen sind: deshalb eben ist die Wirkung der Musik so sehr viel mächtiger und eindringlicher als die der anderen Künste, denn diese reden vom Schatten, diese aber vom Wesen. ... Ich erkenne in den tiefsten Tönen ..., im Grundbass, die niedrigsten Stufen der Objektivation des Willens wieder, die anorganische Natur, die Masse des Planeten.» (Wir erinnern uns an das Vibrationshören der Kriechtiere!) «Endlich in der *Melodie ... erkenne ich die höchste Stufe der Objektivation des Willens wieder, das besonnene Leben und Streben des Menschen. ... Sie erzählt folglich die Geschichte des von der Besonnenheit beleuchteten Willens, dessen Abdruck in der Wirklichkeit die Reihe seiner Taten ist ...*»[52] Rudolf Steiner bestätigt die Auffassung des Musikalischen bei Schopenhauer und nennt sie an anderer Stelle eine «instinktive Intuition».[53, 54]

Worauf deutet Schopenhauer mit dem *«von der Besonnenheit beleuchteten Willen»*? Unser Wollen ist uns im Tagesbewusstsein verborgen, wir schlafen im Wollen. Erst nach dem Tode, wenn sich der Mensch mit seinem Astralleib und seinem Ich vom physischen Leib und vom Ätherleib befreit hat, erwacht er zu seinen Willenstaten; denn deren geistig-moralischer Extrakt ist unsterblich.[55] Eine *geistige Sonne* ist es, die ihm sein Wollen jetzt beleuchtet. Dies lebt in der Redeweise Schopenhauers über den «von der Besonnenheit beleuchteten Willen».[56] Schopenhauer zufolge lebt diese geistige Sonne des Willensbewusstseins in Melodien. Diese Sonne schafft keine Bilder, – sie tönt. Wir erleben nach dem Tode tief innerlich in geistiger Musik die Bewegungsgesten, die Intervalle unserer Taten und Schritte. Ob wir die Schöpfungskräfte, die unser Leib uns freigibt, im Einklang mit ihrem Ursprung, im Schöpfungsganzen, verwendet haben oder ob das, was wir taten, sich hemmend, widersetzlich in die Kräfte hineinstellt, die die Welt tragen und ordnen – das erfahren wir als Konsonanzen oder Dissonanzen jener «individualisierten Sphärenharmonie», die wir unser Schicksal (Karma) nennen. Von dieser geistigen Weltenmusik unseres nachtodlichen Lebens kann etwas mitschwingen, wenn große Komponisten in solche Tiefe der Verinnerlichung vordringen. So gelangte der Pianist Alfred Brendel zu dem Bekenntnis: «In Partien der c-moll-Messe und Chören des Idomeneo, im Maestoso des Komturs oder im c-moll-Adagio mit darauffolgender Fuge (KV 546) nimmt die Musik Mozarts nicht mehr teil: Wie das Schicksal selbst steht sie vor uns da, erhaben, unerbittlich, kein bester Freund und Tröster, keine Vermittlerin von Todeswonne, sondern das andere, die Übermacht, vor der wir verstummen müssen. ‹Außermenschliches› ist hier nicht nur in der Formvollendung, sondern auch in der Gefühlsgewalt erreicht.»[57]

Alfred Brendel fühlt sich durch solche Musik an die Schwelle der geistigen Welt versetzt. Von jenseits dieser Schwelle formuliert Rudolf Steiner: «[W]ahr ist es, dass alles Moralische, was durch das Gehen bewirkt worden ist, ob Sie zu guten oder zu schlechten Taten gegangen sind, sich umwandelt, nachdem der Mensch durch die Pforte des Todes gegangen ist – nicht gleich, aber nach einiger Zeit – in Töne und Laute. ... Und Sie hören ..., wie Sie sich moralisch benommen haben hier in der Erdenwelt. Ihre Moralität wird schöne, Ihre Unmoralität wird hässliche Musik. Und aus den konsonierenden oder dissonierenden Tönen heraus werden die Worte, wie von den höheren Hierarchien als Richtern gesprochen über Ihre Taten, von Ihnen gehört werden.»[58] So verstehen wir die Worte, die in die Zukunft der Physiologie weisen: «Und wenn die Menschen im sechsten Kulturabschnitt sich als Geistwesen kennengelernt haben, werden sie nicht mehr an der Fantasterei festhalten, dass die Muskeln durch die motorischen Nerven in Bewegung kommen, sondern sie werden erkennen, dass die Muskeln aus der persönlich gewordenen Sphärenharmonie heraus bewegt werden.»[59]

Karmabildung und Umstülpung

Wenn der Mensch nach dem Tode auf diese Art das geistige Willensgefüge seiner Taten musikalisch hörend durchlebt, dann ist damit zugleich jener *Umstülpungsprozess* verbunden, durch den die Kräfte der Schicksalsgestaltung den physisch-lebendigen Leib für das kommende Erdenleben geistig veranlagen. Denn wie erlebt der Mensch seine Taten nach dem Tode? Was er in der physischen Welt *getan* hat, kommt in der geistigen Welt *von außen auf ihn zu*, als geistiger Sinnesprozess. Er *erleidet* seine Taten oder *erfährt* ihre positive Wirkung – *aus Willenstaten werden geistige Sinneserfahrungen.*

Wir erleben damit im Musikalischen imaginativ jenen Prozess, den wir funktionell und plastisch oben als die Umstülpung der Gliedbewegung in die Hörbewegung vor Augen hatten (Abb. 14).[60] Diese Umstülpung ist ein *Bild* dessen, was der Mensch in der Zeit zwischen dem Tod und der neuen Geburt musikalisch *in der geistigen Welt erlebt* und was er in diesem Erleben gemeinsam mit den *Wesen dieser geistigen Welt bildet.* Er schafft in einem Umstülpungsprozess aus den Taten seiner Glieder mit Hilfe der göttlich-geistigen Schöpfungswesen die geistige Anlage seines Hauptes für das nächste Leben. Hierfür lieferte der Anatom Jochen Staubesand einen überraschenden Hinweis am Skelett.

Der umgestülpte Wille im Hören und im Ohr

Staubesand hat darauf hingewiesen, dass beim Menschenskelett *der Schädel* sehr *individuell* gestaltet ist und sich außerdem oft in einem auffallenden *Missverhältnis* zum übrigen Skelett befindet: «Die Dicke des Schädeldachs ist großen individuellen Schwankungen unterworfen. Die dicksten Schädelwände können fast die dreifache Wandstärke der dünnsten besitzen, *ohne dass das übrige Skelett eine besonders kräftige Ausbildung aufweisen müsste.* Diese auffällige Variabilität ist durch Besonderheiten der mechanischen Funktion nicht zu erklären.»[61]

Es gibt keinen Anhaltspunkt dafür, dass bei Säugetieren derselben Art eine ähnliche individuelle Variabilität des Schädeldaches und insbesondere *ein vergleichbares Missverhältnis zwischen Schädel und übrigem Skelett* zu finden wäre. Dort entspricht der Schädelbau dem Bau des übrigen Skeletts. Im Tier wirkt dasselbe einheitliche Bildeprinzip in Gliedern, Rumpf und Schädel.[62] Auf dieses Phänomen hatte Rudolf Steiner bereits 1910 hingewiesen: «Beim Menschen interessiert uns das edelste Organ – als das Organ des Skeletts – der Schädelbau, ganz besonders in seiner Plastik. Und er ist bei jedem Menschen ein anderer, weil er offen bleibt für das, was dem Menschen in dem Ich zugrunde liegt, für das Individuelle, während er beim Tier das Gattungsmäßige zum Ausdruck bringt.»[63]

Die nur beim Menschen festgestellte individuelle Variabilität des Schädelbaues ist durch jenen Vorgang der Umstülpung zwischen Tod und neuer Geburt entstanden, dem das Tier nicht unterliegt, weil in ihm keine Ich-Organisation als bis ins Physische individualisierendes Prinzip lebt.[64] Diese Ich-Organisation gestaltet den Leib aus der Verwandlung der geistigen Bildekräfte des Schicksals. Die Geistesforschung beschreibt nun konkret im Einzelnen, wie Beine und Arme, im geistigen Kräftezusammenhang ihrer Taten, umgestülpt werden und sich als die *Gehörknöchel* im nächsten Leben wiederverkörpern. Fuß und Unterschenkel werden Hammer, die Kniescheibe wird Amboss, der Oberschenkel wird Steigbügel.[65]

Das *Hören* lebt in einem umgestülpten Willensprozess; und die Wirklichkeit der *Musik* ist die irdische Resonanz der schicksalsgestaltenden Kräfte. Dies wird im Blick auf die Schädelbasis als *Bild* erfassbar (Abb. 16): Es zeigt das Pentagramm des kosmischen Menschen, in dessen Felsen«beinen» die Ohren und Gleichgewichtsorgane verkörpert sind. Die «Arme» sind über dem Licht der Augenhöhlen ausgestreckt. Der physischste Sinn, der Geruch, bildet den «Kopf» des Pentagramms. Weil der Schädel ganz den Bildekräften des Kosmos entstammt und die physischen Kräftewirkungen völlig überwunden sind, sehen wir «in den Formen des Hauptes ... imaginative Formen gewissermaßen bis zur physischen Dichte geronnen».[66]

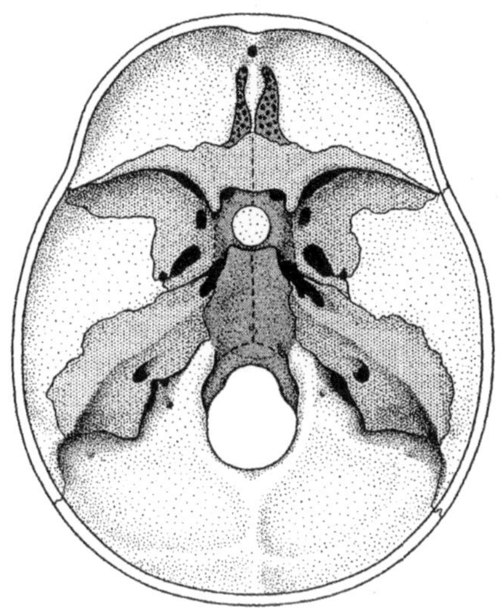

Abb. 16 (aus: J. Langman, Medizinischen Embryologie, Stuttgart 1974)

Innenohr und Darm

Wie sich im Ohr an den Steigbügel die *Innenohrschnecke* anschließt, so lagert der Oberschenkelkopf an den flüssigkeitsgefüllten Darmschlingen des Bauchraumes. Das Urbild eines Darmes ist beim Rind ausgebildet, dessen Stoffwechsel Rudolf Steiner zufolge die Kräfte des Kosmos besonders rein spiegelt.[67] (siehe Abb. 17) Weitere Beispiele der Spiralisierung des Darms hat Wolfgang Schad aufgezeigt.[68]

Aus diesem Urbild eines Darmes verstehen wir, inwiefern die flüssigkeitsgefüllte Schnecke des Innenohres Rudolf Steiner zufolge beim Menschen der wiederverkörperte Darm ist.[69] Wir kehren damit zu der intimen Beziehung des Hörens zum Stoffwechselvorgang des Kauens und Schluckens, mit dem wir begonnen haben, zurück. Wie die Chemie der Stoffe in jedem Abschnitt des Magen-Darm-Trakts auf andere Weise analysiert, zerkleinert und aufgenommen wird, so wird in der Innenohr-Schnecke an jedem Tonort ein anderer Ton des Klanges, den wir hören, wahrgenommen.[70]

«Die Ansatzorgane, die ... da sind und die dann die menschlichen Beine und Füße werden, die könnten nämlich, wenn es nur auf die inneren Möglichkeiten ankäme, aus dem Keim heraus, der im Mutterleibe ist, ebensogut eine Art Ohr werden. Die haben durchaus die Anlage, ein Ohr zu werden. Das heißt, der Mensch könnte auch so wachsen, dass er nicht ein Ohr nur hier hätte und hier [der Redner deutet offenbar auf seine eigenen Ohren, A.H.], sondern dass er ein Ohr nach unten hätte. Das ist zwar paradox gesprochen, aber diese Paradoxie ist völlige Wahrheit. Der Mensch könnte auch nach unten ein Ohr werden. Warum wird er denn kein Ohr nach unten? Er wird aus dem Grunde kein Ohr, weil er in einem gewissen Stadium schon seiner Keimesentwicklung in den Bereich der irdischen Schwerkraft kommt.[[71]] Die Schwerkraft lastet an dem, was ein Ohr werden will, gestaltet es um. Unter der Wirkung der irdischen Schwerkraft wird das Ohr, das nach unten wachsen will, der untere Mensch.»[72]

Aus dieser Stoffwechsel-Gliedmaßen-Natur der Musik heraus regte Rudolf Steiner an, dass der Lehrer, der mit Kindern singt, sich künstlerisch *in die Verdauungsatmosphäre einer Kuhherde hineinversetzen soll:* «... wenn die Kuhherde gefressen hat und daliegt auf der Weide und nun verdaut. Solch ein Verdauen einer Kuhherde ist tatsächlich etwas ganz Wunderbares. Da ist in der Kuh etwas wie ein Abbild der ganzen Welt vorhanden.» Dieses Wohlgefühl soll der Lehrer fühlen im inneren Verlauf der Töne beim Singen mit den Kindern. «So müssen Sie das Kind diese kleinen Seligkeiten erleben lassen, müssen wirklich Musikgefühl im ganzen Organismus hervorrufen, selber richtig Freude daran haben.»[73, 74]

Die musikalische Ur-Anlage des Verdauungssystems

Zum Schluss gehen wir ganz zurück zum Anfangszustand des physischen Leibes, wie er geisteswissenschaftlich im ersten Evolutionszustand von Erde und Mensch beschrieben wird, im Zustand des sogenannten «alten Saturn».[75] In der noch ätherisch zu denkenden Wärmeanlage des physischen Leibes gegen Ende der Saturnentwicklung lesen wir: «Es kann für

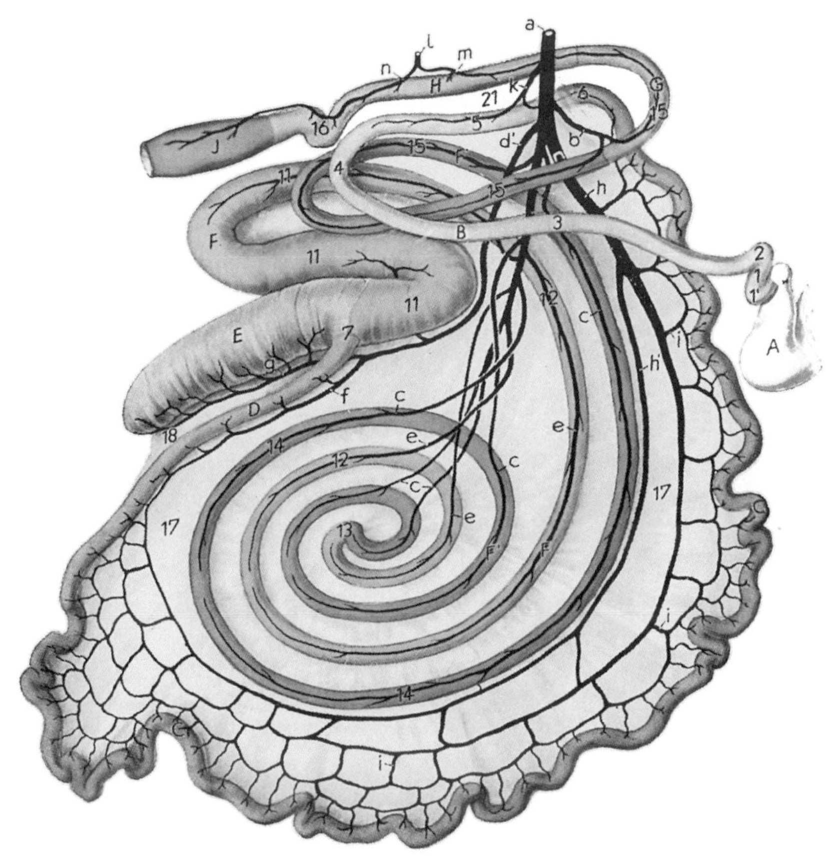

Abb. 17: Darm des Rindes (Nickel/Schummer/Seyferle, *Anatomie der Haustiere*)

viele wie Wahnwitz erscheinen, wenn ausgesprochen wird, was sich da dem übersinnlichen Erkennen darbietet. Innerlich im Saturn ist es wie durcheinanderwogende Geschmacksempfindungen. Süß, bitter, sauer usw. wird an den verschiedensten Stellen im Saturn beobachtet; und nach außen, in den Himmelsraum hinein, wird das alles als Ton, als eine Art Musik wahrgenommen.»[76] Was «wie Wahnwitz» anmuten kann, wird doch von der Natur selbst gelegentlich verraten: Eine Flötistin in Zürich empfindet gesetzmäßig als Synästhesie bei den Intervallen der diatonischen Skala bestimmte Geschmacksqualitäten. Dies wurde nach allen Regeln der Kunst im Institut für Neurophysiologie der Universität Zürich untersucht: «Geschmacksqualitäten, die von Intervallen ausgelöst werden:

Intervall	*Geschmacksempfindung*
kleine Sekund	sauer
große Sekund	bitter
kleine Terz	salzig
große Terz	süß
Quart	gemähtes Gras
Tritonus	ekelhaft (disgusy)
Quint	reines Wasser
kleine Sext	Sahne
Sext	fettarme Sahne
kleine Septim	bitter
große Septim	sauer
Oktav	kein Geschmack»[77]

Der *Geschmacksnerv* der Zunge (N. lingualis) zieht unter dem Namen «Chorda tympani» durch das *Mittelohr zur Zunge*. Er verbindet also im äußeren Bild Hören und Schmecken. Gisbert Husemann nannte dies «ein Lesezeichen im Buch der Natur».[78]

2. Kapitel

Musik ist «Chemie von innen»

Die musikalische Dynamik des Periodensystems

> «Im Tun liegt das Wesen des Organismus, nicht in seinen Substanzen. Die Organisation ist nicht ein Stoffzusammenhang, sondern eine Tätigkeit.»
>
> Rudolf Steiner, Ita Wegman[79]

Öffnen wir ein Lehrbuch der Chemie, so lesen wir am Anfang über das Periodensystem der Elemente und die Elektronenpaarbindungstheorie. Die Elemente erstreben, durch ihren Bindungspartner eine stabile Konfiguration ihrer äußeren Elektronenschale zu erreichen. In der zweiten Periode etwa verbindet sich Sauerstoff (mit sechs Elektronen auf der Außenschale) gerne mit Partnern, die ihm zwei Elektronen geben, durch die der Sauerstoff mit acht Elektronen die Edelgaskonfiguration des Neon erreicht. Zwei Wasserstoffatome z.B. geben dem Sauerstoff diese erstrebte Ergänzung zur Neonkonfiguration des achten Zustandes: H_2O. Stickstoff mit fünf Elektronen erstrebt ebenfalls die Konfiguration des Neonzustandes und erhält sie durch drei Wasserstoffatome: NH_3, Kohlenstoff durch 4: CH_4.

Dieses Streben nach der darüber liegenden Edelgaskonfiguration gilt aber nur für die Stoffe von der vierten Gruppe an aufwärts. Die Stoffe der Substanzgruppen 1, 2 und 3, die also nur ein, zwei oder drei Elektronen auf der Außenschale besitzen, haben die entgegengesetzte Tendenz: Sie verbinden sich mit Partnern, die ihnen Elektronen abnehmen, sodass sie selbst die darunter gelegene Edelgaskonfiguration für sich erreichen. Lithium, Beryllium und Bor erstreben die Helium-Konfiguration. Sie sind

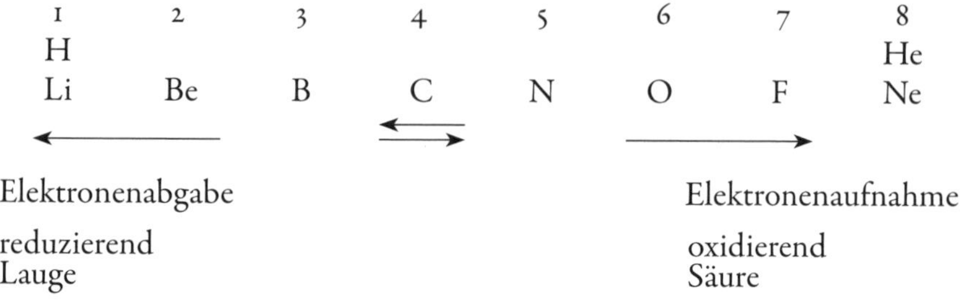

Abb. 18

Elektronendonatoren oder Reduktionsmittel, sie sind Laugenbildner, während die Elemente der 5., 6. und 7. Gruppe – als Elektronenakzeptoren – Oxidationsmittel und Säurebildner sind. Daraus erhellt sich die Sonderstellung des Kohlenstoffs als *die Mitte* dieser beiden Bestrebungen: Er ist zu beiden Gesten in der Lage. Seine universelle Bedeutung in der Kohlenwasserstoffchemie der Organismen rührt daher, dass er Bindungsverhältnisse sowohl in Richtung einer Helium- als auch in Richtung einer Neon-Konfiguration einzugehen vermag (Abb. 18).[80]

Wenn man diese Prozesse aktiv mitdenkt, dann kommt das Fühlen in Bewegung, die Musik im Denken erwacht; und das musikalische Denken sagt sich: Genau wie hier beschrieben verhalten sich die sieben Intervalle der diatonischen Dur-Skala in ihren Bestrebungen. Sekund, Terz und Quart beziehen sich allein *auf den Grundton unter ihnen*. Von der Quint an beginnt zusätzlich eine Beziehung zu der darüber liegenden Oktav, die mit der großen Sext deutlich zunimmt und in der Dur-Septim sich zu dem Bestreben steigert, sich in die Oktav aufzulösen.

Intervalle als Bewegungsgesten sind «Kräfterichtungen» im Sinne Rudolf Steiners: «*Atome* sind ... die Ergebnisse von sich begegnenden Kräfterichtungen ... *Elemente* sind der Ausdruck bestimmter Kraftbegegnungen; dass sie sich als solche offenbaren, beruht darauf, dass die eine Kraft in ihrer Begegnung mit einer andern eine Wirkung hervorbringt; während andere Kraftwirkungen gegeneinander unwirksam sind.»[81] In Kapitel 3 wird dargestellt, inwiefern in den Intervallen der Musik der Chemische Äther als Klangäther bewusst wird.

Die Analogie des Periodensystems zur Musik war schon seinen Entdeckern aufgefallen. Im Jahre 1862 ordnete Béguyer de Chancourtois die Elemente aufgrund ihrer Bindungsgewichte in einer sich um einen Zylinder windenden Schraubenlinie derart an, dass Elemente mit ähnlichen Eigenschaften untereinander von Windung zu Windung zu liegen kamen. Im Jahr 1865 fand Newlands das Gesetz der chemischen «Oktaven», wonach mit steigendem Verbindungsgewicht chemisch ähnliche Elemente nach Art musikalischer Oktaven periodisch wiederkehren.[82] Erst nach 1895 entdeckte man die Edelgase, die selbst aus dem chemischen Reaktionsgeschehen der übrigen Stoffe herausfallen, indem sie weder einer Ergänzung durch Partner bedürfen noch dazu fähig sind.

Hier liegt ein zu Newlands Zeiten noch nicht fassbarer Unterschied der chemischen zur musikalischen Oktav: Die Letztere ist immer zugleich Ausgangspunkt einer neuen Skala, immer zugleich auch Prim. Es scheint hier etwas vom Wesen des mineralischen Zustandes der Materie insofern zutage zu treten, als die Edelgase als Oktaven aus dem Prozessgeschehen herausfallen. Deshalb liegt der «Heliumzustand», den das Lithium mit seinem Reaktionspartner anstrebt, in ihm selbst, wie der «Neonzustand» im Fluor latent veranlagt ist, den es durch seinen Reaktionspartner erreicht. Im Oktavgeschehen geht jede Substanz in der Verbindung mit der anderen über sich hinaus.

Der Musiker kennt die stufenweise, diskontinuierlich zunehmenden «Energieniveaus», die sich von der fünften zur sechsten und schließlich zur siebten Stufe der Skala steigern; sie spiegeln sich ja in jedem diatonisch komponierten Musikstück, wenn es in sein Finale gelangt. Die Bewegungs- und Auflösungsenergien des Finales in einer Sonate oder Sinfonie sind nichts anderes als sich durch Dominant-Septakkorde auslebende Septimkräfte, die im Schlussakkord in ihre Oktav einmünden. Es ist, als ob wir in ihr den stabilen, reaktionsunfähigen Zustand der Edelgaskonfiguration von innen erleben. Ein bewährtes Mittel, den Auflösungskräften des Finales standzuhalten, ist das Fugato. Beethoven benutzt es zum Beispiel im Finalsatz der Klaviersonate Op. 28. Vier Einsätze lang hält er die Fuge durch, der fünfte Einsatz bedarf der Oktavierung im Bass, um sich gegen die Auflösung durchzusetzen. Im sechsten Schritt löst sich der Prozess in

Sechzehntel-Akkordbrechungen auf, im siebten Schritt verkürzt sich die Figur auf die drei Mal wiederholte Schlussformel, im achten Schritt findet der Weg sein Ziel in einer auskomponierten Oktav:

Prozessphasen

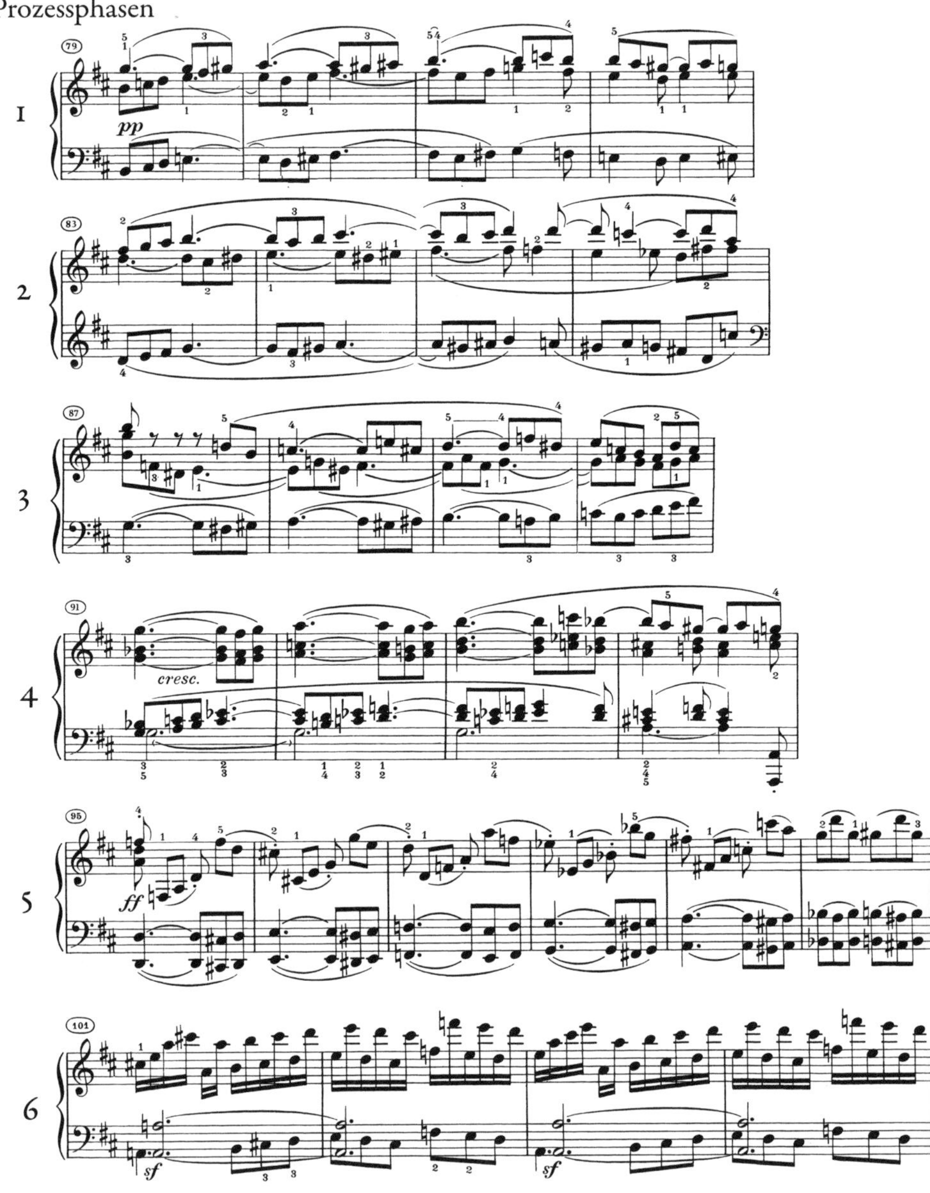

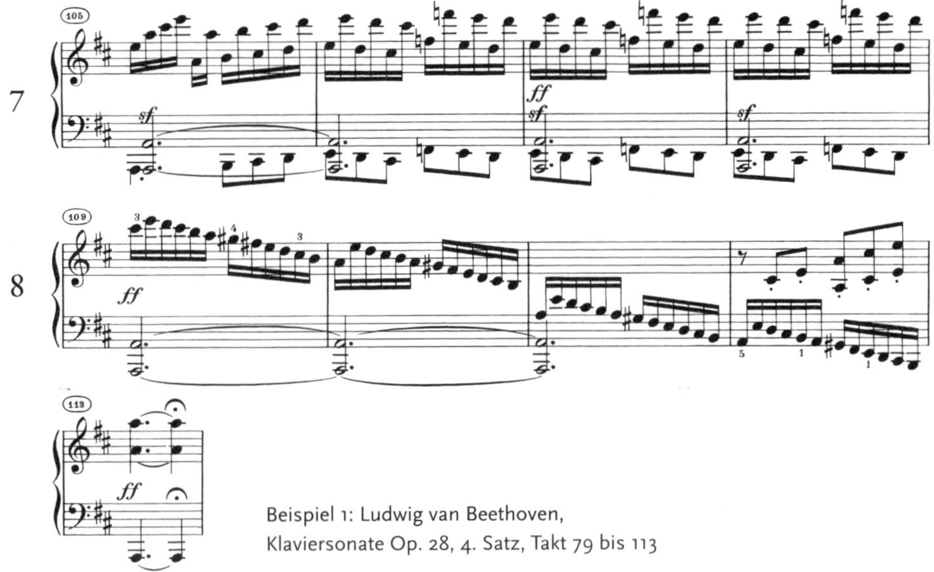

Beispiel 1: Ludwig van Beethoven, Klaviersonate Op. 28, 4. Satz, Takt 79 bis 113

In der Septimsituation des Finales einer Sinfonie erfordern das sich steigernde Tempo und die «oxidative» Auflösungstendenz des Dominantseptakkords die entsprechende Gegenreaktion: Die physische Seite der Musik wird verstärkt. Die Lautstärke steigert sich (Crescendo) zum Forte und Fortissimo. Große Instrumente werden hinzugefügt, die in den ersten drei Sätzen nicht zum Einsatz gelangten: zusätzliche Kontrabässe, Basstuben, Posaunen. Die musikalische Energie greift deutlich in die physische Kräftewelt ein, die Musiker beginnen zu schwitzen, da sie mehr und mehr physische Arbeit leisten. So erfassen wir die physische Wirkung eines inneren musikalischen Erlebnisses, das sich in der Chemie in der exemplarischen Substanz der siebten Gruppe, im Fluorprozess, verkörpert. Auch die übrigen Halogene Chlor, Brom und Jod müssen von diesem Gesichtspunkt aus untersucht werden. In der Homöopathie ist bekannt, dass die Arzneimittelbilder der Halogene viele Gemeinsamkeiten aufweisen.[83] Der Septimprozess des Jods dient dem oxidativen Wärmebildungsprozess der Schilddrüse, der als solcher bereits an anderem Ort dargestellt wurde.[84]

Der Fluorprozess, chemisch betrachtet

«In chemischer Hinsicht ist Fluor das stärkste Oxidationsmittel ... es zeigt die stärkste chemische Aktivität. Aus diesem Grunde reagiert Fluor mit allen Elementen unter Einschluss von Gold und Platin ... Selbst Wasser verbrennt in Fluor mit einer hellen Flamme.»[85] Seinen Namen verdankt es der Eigenschaft, den Schmelzpunkt der Erzschlacke herabzusetzen. Deshalb dient es als Flussmittel beim Verhütten von Erzen («Flussspat» = Fluorit, CaF_2). Seiner auflösenden Aktivität wegen kann man Flusssäure nicht in normalen Reagenzgläsern aufbewahren, da es selbst Glas auflöst.

Die Analogie in der periodischen Ordnung der Elemente und in der Ordnung der musikalischen Empfindungen gemäß der siebenstufigen Skala sollten wir auch deshalb ernst nehmen, weil sie gleich bei der Entdeckung des Periodensystems auffiel, – wenn auch unter einem anderen Gesichtspunkt. Chemische und musikalische Prozesse rational aufeinander zu beziehen stellt allerdings eine methodische Herausforderung dar. Die Schauplätze beider Erfahrungsgebiete erscheinen kaum überbrückbar: hier die Stoffe der Chemie – dort das Innenleben des musikalischen Empfindens. Erst die Metamorphose der ätherischen Bildekräfte, wie sie im 3. Kapitel entwickelt wird, macht diese Analogie verständlich. Rudolf Steiner hat Newlands bestätigt, indem er ausführte, «dass wir ja die Anordnung der Elemente im periodischen System uns unter dem Bild der Oktave vorstellen können. Darin zeigt sich eine Analogie zwischen der inneren Gesetzmäßigkeit der Töne und dem ganzen Aufbau der Materie, wie sie sich vorbereitet, chemische Vorgänge zu entfalten. Dadurch rechtfertigt sich aber auch, dass wir das ganze Verbinden und Lösen des materiellen Daseins wie ein äußeres Bild auffassen einer inneren Weltenmusik ...[die] die eben nur in einem besonderen Fall sich uns enthüllt in der irdischen Musik.»[86]

Die irdische Musik, wie wir sie im Zusammenhang mit den Stoffwechselprozessen im 1. Kapitel als ätherisches Geschehen, als in das Ohr umgestülpte Darmchemie erfasst haben, spiegelt die Gesetze der Sphärenharmonie. Sie ist ein lebendiges Nachbild der geistig gestaltenden Musik, wie wir es an dem Beispiel aus der Sonate Op. 28 von Beethoven erfassen können.

Die sieben Stufen des Lebens

Sowenig es ein Aberglaube ist, dass auf Erden alle Körper durch ihr Gewicht in Richtung des Erdmittelpunktes fallen, sowenig ist es Aberglaube, dass sich innerhalb der Welt des Lebendigen alle Entwicklung in sieben Stufen vollzieht: Die Siebenzahl der Ätherwelt spiegelt sich in vielen physiologischen Erscheinungen.[87] Hier interessiert uns dieses Faktum in Bezug auf den chemischen Äther, der in allen chemischen Prozessen waltet. «So haben wir, wie im Regenbogen sieben Farben, wie in der Tonskala sieben Töne, im Reich der Atome sieben Stufen der Atomgewichte ...»[88]

«Die Zahlenverhältnisse der Chemie sind wirklich die Ausdrücke für die Zahlenverhältnisse der Sphärenharmonie. Diese Letztere ist stumm geworden durch die Verdichtung der Materie.»[89] Um diesen Zusammenhang für einen musikalischen Zugang zur Chemie fruchtbar zu machen, ist ein Blick in die Entwicklungsgeschichte der Materie notwendig.

Die Genese der Ätherarten und der Aggregatzustände

Aus der geisteswissenschaftlichen Kosmologie, wie sie in dem Buch *Die Geheimwissenschaft im Umriss* dargestellt ist,[90] geht hervor, dass der Erdenplanet am Beginn seiner Entwicklung physisch in reinen Wärmezuständen erscheint.[91]

Diesem sogenannten «alten Saturnzustand» der Erde folgt als zweiter der «Sonnenzustand». Die Erde erscheint als «alte Sonne» nicht nur physisch zum Gaszustand verdichtet, sondern auch belebt. Nachdem die «alte Sonne» am Ende ihrer Entwicklung sich vergeistigt hat, tritt das Erdenwesen verwandelt aus der geistigen Schöpfungswelt in dritter Verkörperung als «alter Mond» hervor. Auf ihm sind nun nicht nur physische und lebendige Prozesse, sondern auch Gefühle, Emotionen sowie das Seelenleben seiner Bewohner für den Geistesforscher zu beobachten. Das Physische hat sich bis zum Flüssigen verdichtet. Auch der Mondenzustand der Erde erstirbt nach seiner Zeit – und die Erde verkörpert sich zum vierten Mal als mineralisierter Planet unserer Gegenwart. Er trägt neben lebendigen und beseelten Organismen, den Pflanzen und Tieren, auch solche Wesen, die zusätzlich selbstbewusste geistige Tätigkeiten verrichten: die Menschen.[92]

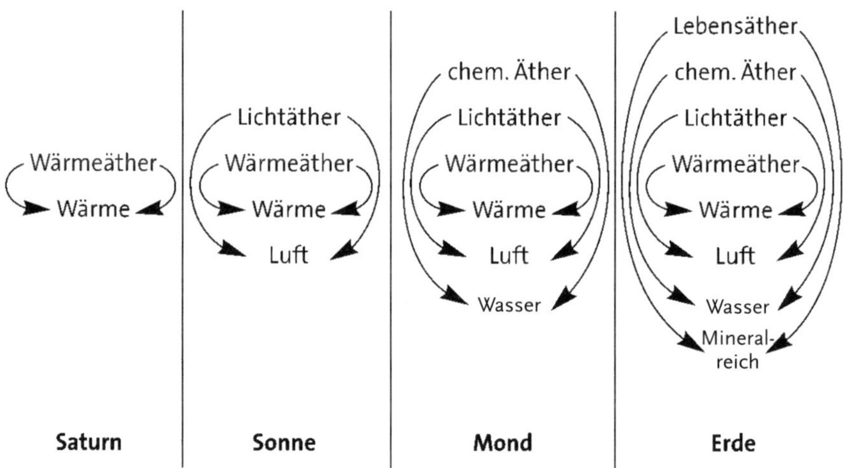

Abb. 19

Die stufenweise Verdichtung der physischen Substanzen aus ihrem Wärmezustand in Luft, flüssigen und festen Zustand erfordert nun, dass die Lebenskräfte des Ätherischen sich entsprechend steigern und in ihrer Wirksamkeit verwandeln. Wärme im physischen Sinne und Wärmeäther sind noch wie zwei Seiten derselben Sache. Die Luftorganismen der alten Sonne werden vom Lichtäther belebt, der als weiterentwickelter Wärmeäther aufzufassen ist.

Eine nächste Weiterentwicklung erfahren die ätherischen Lebenskräfte während der dritten Verkörperung des Erdenplaneten, während des «alten Mondes». Dies geschieht dadurch, dass hohe kosmische Geist-

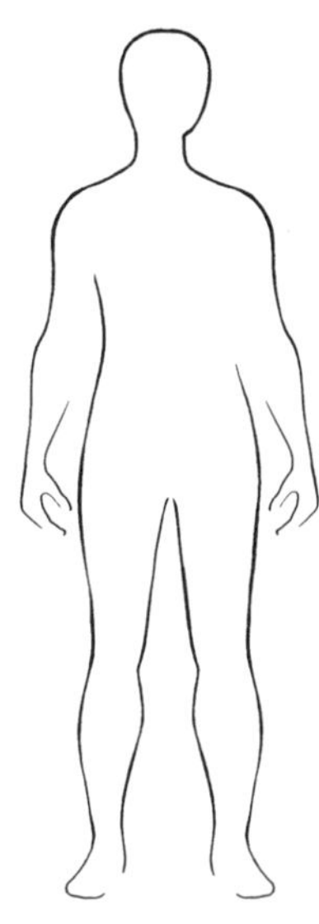

Zahlenäther:
Erscheinung an der äußerlichen Form für das *Denken*

Klangäther:
Erscheinungsweise für das musikalische *Fühlen* durch den Kehlkopf für das Ohr

chemischer Äther:
Tätigkeit in der flüssigen Chemie des Stoffwechsels, in dessen Muskelenergie der *Wille* verfügbar wird

Abb. 20: Der chemische Äther und seine Metamorphosen

wesen etwas von ihrem Seelenleib opfern und es dem lebendigen Menschenorganismus einverleiben. Die Menschenvorfahren werden so mit Empfindungsfähigkeit, mit Lust- und Unlusterlebnissen begabt. Die dies bewirkenden Wesenheiten heißen in der alten christlichen Esoterik «Dynamis», in der modernen Bezeichnung, die Rudolf Steiner aus eigener geistiger Forschung gewählt hat, «Geister der Bewegung». Indem die Geister der Bewegung den Lichtäther von innen ergreifen, verwandelt und steigert sich dieser zum *chemischen Äther*, der in allem Binden und Lösen der Stoffe lebt. Der chemische Äther ist also wie ein Kind, das aus der Verbindung des Astralleibes der Dynamis mit dem Ätherischen der Menschen hervorgeht.

Wenn zwischen zwei Menschen «die Chemie nicht stimmt», dann weist der Sprachgenius auf diesen Zusammenhang zwischen dem Seelenleben des Menschen und dem chemischen Äther. Frühere Chemiker sprachen von «Wahlverwandtschaften». Goethe hat deshalb diesen Begriff in seinem gleichnamigen Roman für eine Beziehungs- und Schicksalskonstellation und deren Verwandlungen verwendet. In seiner Selbstanzeige zu den *Wahlverwandtschaften* (1809) schrieb er: «Es scheint, dass den Verfasser seine fortgesetzten physikalischen Arbeiten zu diesem seltsamen Titel veranlassten. Er mochte bemerkt haben, dass man in der Naturlehre sich sehr oft ethischer Gleichnisse bedient, um etwas von dem Kreise menschlichen Wissens weit Entferntes näher heranzubringen, und so hat er auch wohl in einem sittlichen Falle *eine chemische Gleichnisrede zu ihrem geistigen Ursprunge zurückführen mögen*, umso mehr, als doch überall nur eine Natur ist und auch durch das Reich der heitern Vernunftfreiheit die Spuren trüber, leidenschaftlicher Notwendigkeit sich unaufhaltsam hindurchziehen, die nur durch eine höhere Hand und vielleicht auch nicht in diesem Leben völlig auszulöschen sind».[93]

Der Zahlenäther

Die organische Funktion des chemischen Äthers hat nun eine weitere Folge für die Erscheinung des physischen Leibes, nämlich seine Ordnung nach der Zahl. «Der Astralleib zählt ... den Ätherleib. Er gestaltet ihn zählend.»[94] Eine dritte, innere Erscheinungsweise des chemischen Äthers für die Empfindungsseele ist der *Klang*. Im Klangäther kommt der im Flüssigen beheimatete chemische Äther durch die Luft zur Erscheinung (siehe S. 111). Rudolf Steiner gebraucht alle drei Begriffe – «Zahlenäther», «Klangäther» und «chemischer Äther» – mehr oder weniger synonym nebeneinander. Die Beziehung aller drei Erscheinungsformen soll Abb. 20 verdeutlichen.

Das Periodensystem als «Schöpfungsurkunde»

In der Skala der sieben Töne, die sich in den sieben Gruppen des Periodensystems spiegeln, lebt ein Weltgesetz des Ätherischen überhaupt: Alle Entwicklung vollzieht sich in sieben Schritten. E. Bindel und A. Blickle konnten in diesem Sinne vom periodischen System der Elemente als von einer

«Schöpfungsurkunde» sprechen.[95] In der Art, wie wir heute die sieben Intervalle empfinden, spiegelt sich, dass wir als Menschen vier von sieben Stufen der Erdenevolution bereits durchgemacht haben; sie sind evolutiv Vergangenheit, – das heißt aber: Sie sind für uns *Leib geworden*. Wir leben im physischen Leib durch die Welten-Prim des Saturnzustandes; wir leben mit der Sekund in einem Lebensleib, weil wir die Sonnenzeit durchlaufen haben; wir leben in einem Astralleib, der das bloße Strömen und Leben in Sekunden dem innerlichen Fühlen – in der Dur- und Moll-Terz – öffnet, seit wir die Mondenzeit mit ihren weltgestaltenden Sympathie- und Antipathiekräften durchgemacht haben. Und die Quart hat dadurch ihre spezifische Wirkung, dass wir in ihr selbst gegenwärtig leben.[96] Dieser Stufe der Weltentwicklung verdanken wir das «Ich-bin»-Bewusstsein. Quint, Sext, Septim und Oktav weisen demgegenüber auf Zukunftszustände des Menschen hin, die zwar als Kräfte im Kosmos anwesend sind, der Mensch sich jedoch noch nicht in gleicher Weise zu eigen gemacht hat. Sie stehen dem Menschen als Willenskräfte zur Verfügung. Die Polarität der ersten vier Elemente (Hauptgruppen 1 bis 3) und der darauffolgenden Elemente (5 bis 8) kommt auch darin zum Ausdruck, dass Lithium, Beryllium, Bor und Kohlenstoff feste, sichtbare Stoffe sind, Stickstoff, Sauerstoff, Fluor und Neon aber sind gasförmig und unter Normalbedingungen unsichtbar.

Die musikalische Willensbeziehung zur Welt

Wie erfahren wir die Quint von innen als musikalische Qualität? Wenn wir in den ersten vier Schritten unser Eigenwesen gebildet und uns schließlich unseres Ich versichert haben, erwachen wir in der Quint zur Welt; wir öffnen die Augen. In der Quint werden wir von etwas berührt, was aus der Welt auf uns zuweht, wie ein Lufthauch, der die Haut berührt. Rudolf Steiner charakterisiert sie deshalb unter anderem als das Intervall der Haut, der Sinnesoberfläche also.[97]

Die gefühlte Geste der großen Sext ist wie ein Sich-Hinausbewegen zu etwas, was wir in der Welt in Sehnsucht erstreben. In vielen Liedern und

Opernarien ist die Sext deshalb das Intervall der Liebe. Wir nehmen in der Sext in Dur oder Moll eine sympathische oder schmerzlich tingierte Beziehung auf zu dem, was wir in der Welt wahrnehmen. In der Septim kommen wir so in Bewegung, dass wir die Grenze zwischen uns und der Welt durchbrechen, wir ergreifen die Welt und *verwandeln sie*, wir handeln. In der Oktav tritt dann ein Gefühl auf, das der verrichteten *Tat* entspricht. In einer ersten ursprünglichen Angabe für die eurythmische Oktavgebärde sollte deshalb der Künstler mit der Handfläche etwas in der Außenwelt berühren und die Hand dann umwenden.[98]

Was wir geworden sind, lebt in uns als unsere Vierheit der ersten vier Intervalle Prim, Sekund, Terz und Quart. In der Quint, Sext, Septim und Oktav lebt unsere Zukunft als unsere Willens-Gliedmaßenorganisation in ihrer Beziehung zur Welt. Dafür ein Beispiel: Wir sehen eine Blume. Wir können vorbeigehen, weil unsere Seele im Augenblick keine Beziehung zu ihr aufnehmen mag. Dann bleibt die Blume seelisch «Quint», also Wahrnehmung. Aber wenn wir innehalten und uns auf ihre Schönheit einlassen, sie bewundern, dann entsteht in der Seele eine Sextstimmung. Wenn wir sie aus dieser Hingabe pflücken und einem geliebten Menschen schenken, lebt die Seele im Ergreifen der Außenwelt, im Septimprozess des Handelns und geht über in die Tat. Die im Wahrnehmen erwachte Beziehung zur Welt kommt in der Oktav zur Ruhe.

Ein anderes Beispiel: Wir sehen von der Straßenbahn aus draußen einen Bekannten auf der Straße gehen (Quint). Es fällt uns ein, dass wir schon so lange versprochen hatten, ihm eine Adresse zu schicken, was wir immer noch nicht getan haben. Das wäre eine *innere Wahrnehmung* im Erinnerungs- und Gedankenleben (Quint). Beides zusammen erregt im Gefühl Peinlichkeit und Unzufriedenheit mit mir selbst, Scham (Moll-Sext). Zu Hause angekommen geht der Gefühlsvorgang über in die Septim, d.h. in das sofortige Schreiben eines Briefes mit Bitte um Entschuldigung. Es folgt die Anschrift außen auf dem Umschlag, das Zukleben und das Aufkleben der Briefmarke. Ich verlasse nochmals das Haus, gehe zum Briefkasten – und in dem Augenblick, in dem der Brief im Innern zu Boden fällt, «ertönt» in der Seele die Oktav. Der Vorgang, der mit dem Sehen des

Bekannten begonnen hatte, ist zunächst abgeschlossen und für mich zur Ruhe gekommen. *In der Welt setzt die Tat sich als Wirkung fort.* In der Tat ist etwas von mir selbst Weltprozess geworden.

Jeder Schauspieler muss diese Skala genau beherrschen, denn darauf beruht seine Überzeugungskraft. Der «Held» steht allein auf der Bühne. Er hat den Dolch in der Innentasche seiner Jacke fest mit der Faust umschlossen und ist entschlossen, seinen Widersacher zu töten. *Allein* steht er auf der Bühne, in sich brütend, alle Schmach, die ihm widerfahren, in sich wiederholend. Er ist Grundton bis Quart, der Mensch auf sich selbst

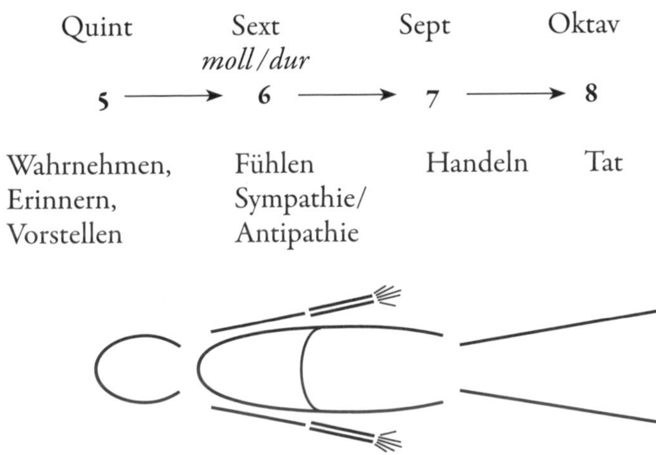

Abb. 21

bezogen. Jetzt tritt eine Dame auf, seine Geliebte. Das Publikum wartet, wann er ihre Anwesenheit bemerken wird: Wann erwacht er aus der Quart zur Quint? Im folgenden Dialog geht es darum, dass das Publikum weiß: Diese «Geliebte» ist verkleidet, sie ist der Gegner, der seinerseits Böses vorhat. Das Interessante für die Seele des Zuschauers ist die Frage: Wann erkennt der Held, dass er einer irrtümlichen Empfindungsbeziehung, dass er einer falschen Dur-Sext unterliegt? Hat der Held die Verkleidung durchschaut, flammt – in wütender Empörung – die Moll-Sext auf. Sie geht in das Handgemenge der Septim über und kommt in der schaudervollen Oktav des Mordes zur Ruhe.

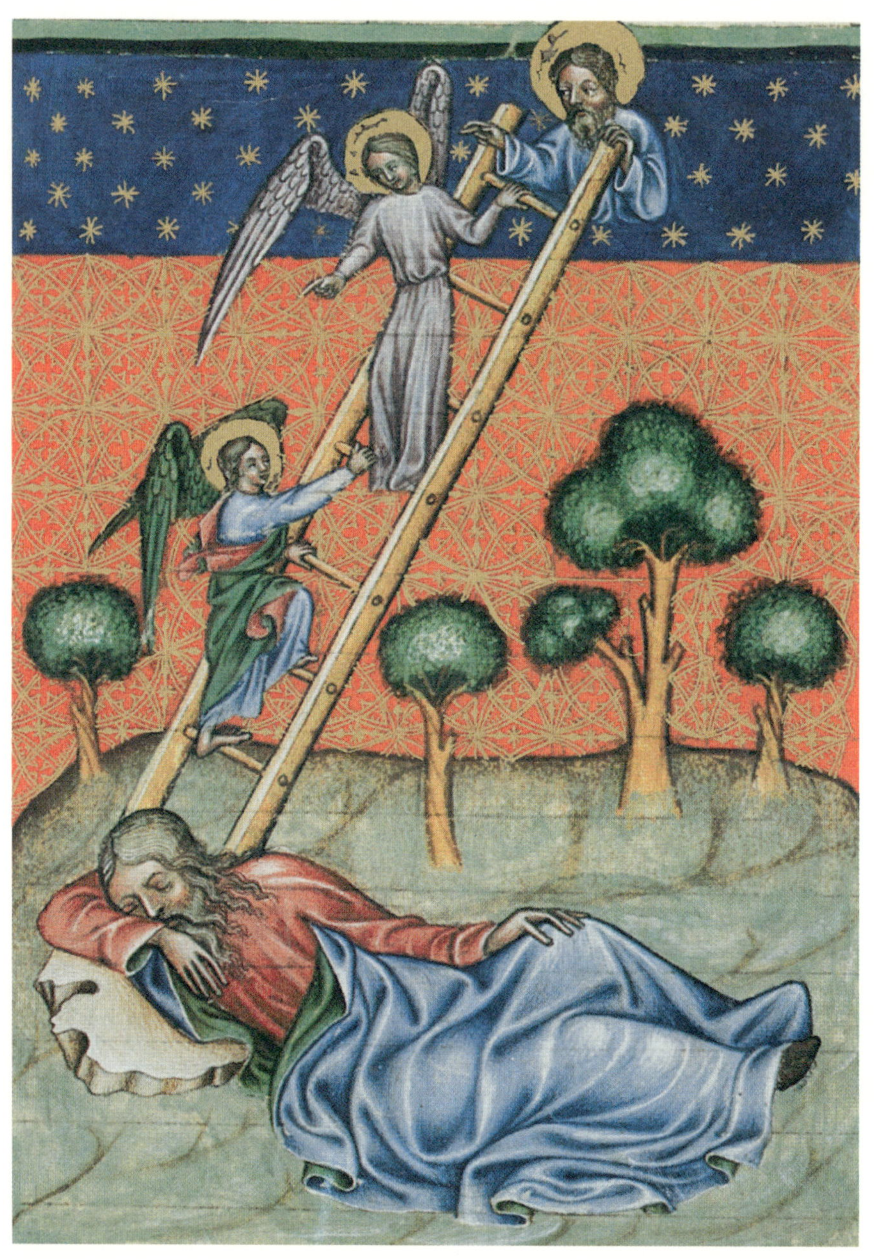

Abb. 22: Wenzelsbibel (Codices Vindobonenses 2759–2764), fol. 27r: Die Jakobsleiter

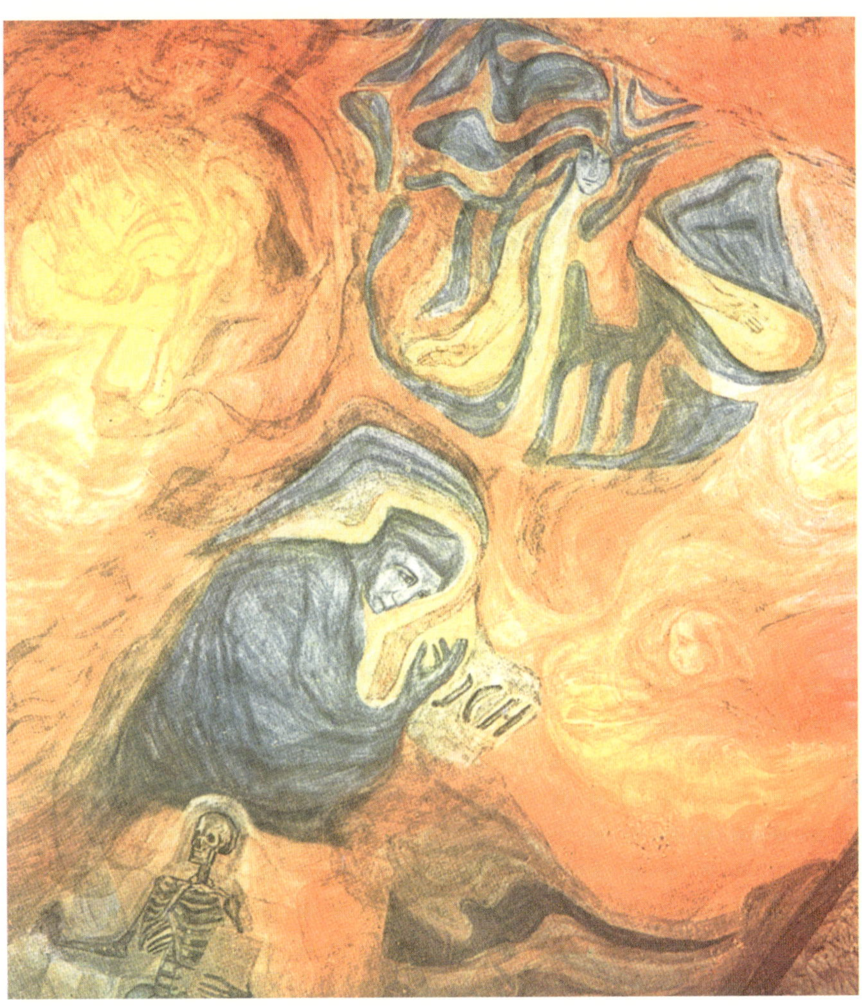

Abb. 23: Rudolf Steiner, Faust-Gestalt, Deckenmalerei der kleinen Kuppel des ersten Goetheanum. Die Seele des Faust zwischen Leib und Geist, sein höheres Ich als Kind aus der Zukunft empfangend.

Hier schließt sich der Kreis zum vorigen Kapitel, in dem uns das musikalische Wesen der Taten beschäftigte (siehe S. 36), und wir verstehen Rudolf Steiners Aussage: «Indem der Mensch in Betätigung übergeht, ist er eigentlich aufgebaut wie eine musikalische Skala.»[99] Deshalb ist es eine aus der Natur des Menschen folgende Kunst, die inneren Bewegungserfahrungen der Musik in äußere künstlerische Bewegungen der Gliedmaßen umzusetzen, wie dies in der Toneurythmie geschieht. In diesen Intervallgesten bleibt aber, was wir als Willensverhältnis zur Welt charakterisiert haben, zurückgehalten im Bild. Gerade dadurch wird die Beziehung zu den Energieniveaus und zu den Bindungsbestrebungen im Periodensystem der Elemente umso deutlicher. In der eurythmischen Dur-Sext lebt der Atem des Sauerstoffs und in der Septimgeste die zersplitternde Energie des Fluorprozesses, der im Finden seines Partners, im *Salprozess*, zur Ruhe der *Oktav* kommt. Und es ist dieser «Tetrachord» des Periodensystems – Quint, Sext, Septim, der die *oxidativen* Prozesse betreibt, die im Stoffwechsel die Energie, die Wärme der Willensbewegung freisetzen (siehe S. 49).

Ein zweiter Mensch entsteht

Führen wir diese dreifache Willensbeziehung zur Welt wieder auf den physischen Leib zurück. Die Quint des Wahrnehmens im Sinnesleben oder im eigenen Denken ist im Sinnes-Nerven-Prozess verkörpert. In der Dur- oder Moll-Sext öffnen wir uns der Welt von der Mitte aus, von Atmung und Herz aus ins Fühlen. In der Septim geht die Bewegung in die physische Außenwelt über ins Stoffwechsel-Gliedmaßen-System, mit dem wir Taten in der Welt verrichten.

Wir sehen, dass in unserer Beziehung zur Welt *ein zweiter Mensch* entsteht, der sich ständig aus unserem Fühlen und Handeln bildet.[100]

Schauen wir auf diesen werdenden Menschen mit dem Blick, der uns im vorigen Kapitel die Schicksalsbildung als musikalischen Prozess zu Bewusstsein brachte (siehe S. 36), dann wird deutlich: In dem Schritt von der Septim zur Oktav fühlen wir im musikalischen Bild das *Überschreiten der Schwelle* im Handeln. Das heißt: In der Oktav-Empfindung lebt keimhaft, was als Schicksalsfolge, als Karma durch diese Tat im selben Moment geistig veranlagt wird. Auch wenn ich gestorben bin, leben die Wirkungen meiner Taten in der Welt weiter. Ich werde ihnen wieder begegnen im nächsten Erdenleben. Der Oktav-Empfindung hat Rudolf Steiner noch eine starke Entwicklungsfähigkeit prophezeit; sie entspricht der Entwicklungsfähigkeit für das Erfassen des eigenen Schicksals.[101]

Das Schicksal ist der Wille unseres höheren Ich, wir haben es vorgeburtlich in der göttlich-geistigen Welt mit den Hierarchien zusammen gebildet. So lebt seit je im Oktav-Empfinden auch die Empfindung des höheren Ich, des im göttlichen Willen lebenden höheren Menschen, mit dem der Mensch im Handeln in Einklang zu sein erstrebt. In seiner 9. Symphonie komponierte Beethoven:

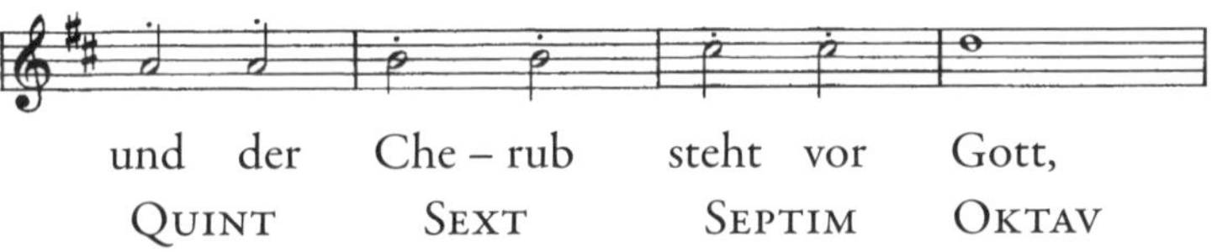

Beispiel 2: Ludwig van Beethoven, aus der 9. Symphonie

«Sie ahnen an dieser Stelle, was das Leben, das ausgegossen ist in der Welt, eigentlich ist. Wo liegen die Quellen des Lebens? Sie liegen in dem, was die moralischen Ideale anregt, die im Menschen begeisternd wirken. Wir kommen darauf, uns sagen zu müssen, dass, wenn wir heute uns durchglüht sein lassen von moralischen Idealen, diese Leben und Ton [d.h. Lebens-, Klang-, und Lichtäther, A.H.] hinaustragen und weltenschöpferisch werden. Wir tragen das Weltenschöpferische hinaus, und der Quell des Weltenschöpferischen ist das Moralische. Sie sehen, wir finden eine Brücke, wenn wir den ganzen Menschen betrachten, zwischen den moralischen Idealen und demjenigen, was draußen in der physischen Welt belebend, auch chemisch wirkt. Denn der Ton ist es, der chemisch wirkt, der die Stoffe zusammenbringt und auseinanderanalysiert.»[102]

In Abb. 22 sehen wir die Jakobsleiter aus der Wenzels-Bibel. Sie zeigt den siebenstufigen Astralleib, wie er sich aus dem schlafend-träumenden Haupt Jakobs in den Kosmos erhebt. Der gewordene «Menschen-Engel» des unteren Tetrachords hat in seinem Kleid dieselben Farben wie der physische Leib Jakobs. Der werdende Mensch kommt dem Erden-Ich aus der Zukunft entgegen, vom höheren Gottes-Ich geschickt. Was dieses alte Bild musikalisch ausspricht, das wird sprachlich Bild in der Faust-Gestalt, wie sie Rudolf Steiner in die kleine Kuppel des ersten Goetheanum gemalt hatte (Abb. 23, S. 59).[103]

In diesem Sinne kommt uns das Schicksal aus der Welt als unser «Geschick» entgegen. Und es ist wieder der Genius der Sprache, der hier an der Schwelle bedeutsam von «Geschicklichkeit» spricht, wenn die Hände mit ihren Bewegungen in die Gesetzmäßigkeiten der Weltordnung eingreifen. Denken wir an einen Chirurgen! Die Welt weist auf physischer Ebene Taten, Werke, die sich nicht sinnvoll, nützlich in sie einfügen, zurück. Durch Ungeschicklichkeit schadhafte Autos werden zurückgerufen, damit sie nicht Schaden anrichten. Als der Verfasser als Erstklässler einer Waldorfschule einen Topflappen stricken sollte, wurde der Topflappen von der Lehrerin an dieser Schwelle wieder aufgelöst, weil er «hart wie ein Brett» geworden war. Er schmiegte sich nicht ohne weiteres um einen Pfannenstiel, also konnte er die Schwelle zur Außenwelt nicht überschreiten.

Geschicklichkeit der Finger und Zahngesundheit

«Gehen Sie bei uns in der Waldorfschule in unseren Handarbeitsunterricht, so finden Sie da drinnen, dass die Knaben ebenso stricken und häkeln wie die Mädchen, dass alles gleich gemacht wird von Knaben und Mädchen ... Das geschieht ... darum, weil die Finger geschickt, gelenkig gemacht werden sollen, weil Seele hineingetrieben werden soll in die Finger. Und treibt man in die Finger Seele hinein, so fördert man vor allen Dingen dasjenige wiederum, was mit dem Zahnbildeprozess zusammenhängt. Es ist nicht einerlei, ob man ein Kind ... ungeschickt sein lässt mit seinen Händen oder ob man es fördert in dem Geschicktwerden der Hände. Das ist deshalb nicht einerlei, weil später alles das, was man dann unterlassen hat, in dem frühen Zerstören der Zähne zum Vorschein kommt, natürlich bei dem einen mehr, bei dem anderen weniger ... Denn alles das, was wir an Zusammenspiel von Hände- und Fußwirkungen haben, das sind nämlich makroskopisch angesehen die Fluorwirkungen, die Konstitution, die da entsteht, wenn gelenkig, beweglich die Finger werden, ... das ist Fluorwirkung, nicht das, was man atomistisch da hineinfantasiert».[104] Die Beweglichkeit der Finger, in die Seele hineingetrieben wird, hat man in der *Septimgebärde der Eurythmie* imaginativ-musikalisch vor sich. Sie ist das »Bild-gebende» Verfahren des Fluorprozesses im chemischen Äther.

Nun entsteht die Frage, weshalb der Fluorprozess als Septimprozess die Zähne *festigt*. Was im Organismus Zahnschmelz und Knochen bildet, also die organische Substanz bis an die Grenze zum Leblosen treibt, ist ein Pol des Lebens. Der andere, mit diesem Prozess notwendig zusammenwirkende Prozess, ist die Auflösung der Form und ihre Neubildung. Beide Prozesse sind überall gleichzeitig anwesend, aber nicht gleichgewichtig. So überwiegt im Kopfbereich der Formpol. Die lebendigen, ätherischen und seelisch-geistigen Kräfte des Menschen werden hier frei vom organischen Wirken, sie lösen sich los vom Stoff, der erstarrt. Es geschieht hier prozessual dasselbe, was im Tode mit dem ganzen Körper geschieht. Im Gebiss hat sich das Fluor mit dem Kalziumphosphat zur stabilen Oktav, zum Schlussakkord des Apatit verdichtet, wie wir auch im Kochsalz die Oktav des Chlorprozesses (NaCl) finden.

Da der Mensch aber nicht als Ganzes stirbt, verdankt er diesem «Tod im Leben», der das Geheimnis seines Sinnes- und Nervenlebens ist, das wache Bewusstsein (siehe S. 82). Umgekehrt ergreifen die Bildekräfte des Lebens den physischen Stoff im Stoffwechsel- und im Gliedmaßensystem, verlebendigen ihn und bauen den Leib ständig neu auf. Eine ältere Physiologie sprach vom Sal-Prinzip des oberen und vom Sulfur-Prinzip des unteren Menschen. Jede Substanz wirkt als Schwingung zwischen dieser Polarität, als merkurieller Prozess, auch das Fluor. Es hat seine auflösende sulfurische Seite im unteren Menschen, wo sie in der zur Septim gesteigerten Gliedmaßenbeweglichkeit bis in die Fingerspitzen hinein erscheint. Im Kopfpol, der seine Mineralisierungstendenz in das ganze Skelett hineinsendet, wirkt der Fluorprozess salinisch: als Salz, das dem Kalziumphosphat die höchste Widerstandskraft verleiht (Fluorapatit).

Die merkurielle Labilität des Fluorprozesses wird anschaulich in der Kariesneigung während der Schwangerschaft. Früher sagte der Volksmund: Für jedes Kind verliert die Mutter einen Zahn, was eine neuere Studie bestätigt.[105] Im Unterleib der Mutter bildet, und das heißt: *verdichtet sich bis zur Ossifikation* der neue Leib des Kindes. Dies ist im Verhältnis zu dem «sulfurischen Biotop» des Unterleibes *der Mutter* ein Salprozess und zusätzlich ein für den mütterlichen Leib fremder Körper, um nicht zu sagen «ein Fremdkörper». Deshalb löst sich hier der Ätherleib der Mutter etwas von ihrem physischen Leib, er lockert sich, «... dasjenige, was an diesem Ende der menschlichen Organisation auftritt, das Selbständigwerden des ätherischen Leibes, das zieht gleich wiederum den Ätherleib auf der anderen Seite in den Organismus hinein und da ist auf der anderen Seite dann auch die entgegengesetzte Wirkung damit verbunden, die zerstörende Wirkung».[106]

Das Lernen von Häkeln und Stricken treibt also die Seele in die Finger, das Balancieren und Schreiben mit den Füßen treibt sie bis in die Zehen. *So binden sich die Fluorkräfte sulfurisch* im unteren Menschen, während bei ungeschickten, bewegungsfaulen Kindern die Fluorkräfte vagabundierend im oberen Menschen, in den Zähnen, ihr sulfurisch-entzündliches Werk an falscher Stelle treiben: die Karies. Die polare Organisation des Leibes verdankt der Mensch seiner Ich-Organisation. Wie schon im vorigen Kapitel erwähnt, stülpt sie die Stoffwechsel-Gliedmaßen-Prozesse eines Erdenlebens – insofern sie als geistige Prozesse nach dem Tode erhalten bleiben – in die Kopforganisation des folgenden Erdenlebens um. So entstehen für alle unteren Organe unterhalb des Zwerchfells *Gegenorgane in der Kopforganisation*. Deshalb sind die Zähne für den Geistesforscher die wiederverkörperten *Finger und Zehen*.[107] Die Kräfte der Zehen des vorigen Erdenlebens erscheinen wieder in den Zahnbildekräften des Unterkiefers, die Kräfte der Finger in den Zähnen des Oberkiefers. Aus dem *Hörprozess* der Hände und Füße werden – wie oben (S. 41 ff.) erwähnt – im nächsten Erdenleben die Gehörknöchel des Mittelohres. Aus den in die physische Welt gerichteten Fingerbewegungen im Handeln werden die Zähne.

Wagt man es, eine physische Krankheit wie Karies auf solche Art mit geistigen Tatsachen im Wirkungszusammenhang zu denken, dann verlangt man nach einem Beleg im Bereich der physischen Tatsachen. In einer Studie wurden 373 Jugendliche im Alter von 13 bis 16 Jahren u.a. auf Karies untersucht.[108] Dabei wurde mit standardisierten Methoden (sog. DMFT-Wert) festgestellt, dass die Schüler der anthroposophischen Sonderschule signifikant gesündere Zähne hatten als die Schüler staatlicher Schulen, obwohl bei diesen Kindern gerade keine Fluorprophylaxe betrieben wurde. *Oder wurde sie doch betrieben im Sinne dessen, was Rudolf Steiner unter einem «funktionellen Fluorprozess» versteht?*[109]

Acidum fluoricum bei schwerer Schlafstörung durch Ruhelosigkeit und Brennen der Beine (Restless-Legs-Syndrom)

Der musikalisch erfasste Fluorprozess hat sich als therapeutisch wirksam erwiesen, wie folgende Krankengeschichte dokumentiert: Im Rahmen des dritten Trimesters wurde uns in der Eugen-Kolisko-Akademie ein 53-jähriger Patient vorgestellt, der in die Filderklinik wegen eines Burning-Feet- und Restless-Legs-Syndrom eingewiesen worden war. Die Ruhelosigkeit seiner Beine und das Brennen gingen mit schweren Schlafstörungen einher. Er war wegen dieser extremen Beschwerden, die vor zehn Jahren begonnen hatten, schon seit einem Jahr krankgeschrieben. Die Beschwerden ließen nach, wenn er die Schuhe auszog und die Beine kalt abduschte. Nachts musste er die Füße aus dem Bett strecken. Das Kribbeln der Beine ging oft wie Elektrisieren bis in die Oberschenkel. Er wachte durch die Zappeligkeit der Beine auf. Während der Arbeit als Mechaniker hatte er zum Schluss kaum drei Stunden lang stehen können, dann hatte er die

Schuhe ausziehen, die Füße abkühlen und umhergehen müssen. Weitere Diagnosen: arterielle Hypertonie, seit dem 18. Lebensjahr Varicosis. Mit 34 Jahren Beinvenenthrombose mit Ulcus cruris. Zustand nach chirurgischer Entfernung der Varizen an beiden Beinen, Rückenbeschwerden.

Wesentliche Befunde:
Ein kräftig gebauter großer Mann, der kraftlos-traurig den Kopf hängen lässt und mit seinen eng stehenden kleinen Augen unruhig umher blickt. Mitten in seiner eigenen Beschwerdeschilderung schießen ihm die Tränen in die Augen. Er wirkt introvertiert, unsicher, hoffnungslos. Unruhige Beine, er zieht sofort seine Schuhe aus und sagt, er könne die Hitze und das Zappeln in den Beinen nicht ertragen. An Biographisches kann er sich nur schwer erinnern.

Im dritten Lebensjahr hat der Patient eine bedrohliche Erkrankung überstanden (keine näheren Angaben), seit welcher er immer wieder an Asthma leidet (zum jetzigen Zeitpunkt nicht). In der Grundschule litt er unter einem prügelnden Lehrer, vor dem er in Angst lebte. Sein Vater war mit diesem Lehrer befreundet und schlug ihn ebenfalls. Mit neun Jahren starb seine wichtigste Vertrauensperson, sein Großvater. Vom vierzehnten Jahr an war der Patient bei seinem Vater in die Lehre gegangen; der demütigte ihn vor den anderen Lehrlingen. Dank seiner guten Ehe und der Geburt seines Sohnes hat sich der Patient aus seiner Herkunfts-Familie gelöst, mit der er zerstritten ist, und fünf Jahre später auch den Betrieb des Vaters verlassen.

Angesichts dieser Situation stand uns die Hilfsbedürftigkeit des Patienten in Bezug auf seine biografische Entwicklung und seine nicht bewältigte familiäre Lebenskrise als Wichtigstes vor Augen. Auftragsgemäß zentrierten wir aber unsere konsiliarische Beratung auf Heilmittel gegen seine Beinbeschwerden.

Das Gefüge der Wesensglieder stellte sich uns so dar: Kräftiger, gut proportionierter physischer Leib. Die frühe (erblich bedingte?) Veneninsuffizienz weist darauf hin, dass der Ätherleib von Astralleib und Ich nicht ausreichend ergriffen wird: Die Flüssigkeit fällt in die Schwere, die Gefäße verlieren die Form.

Der Blick, das Asthma, der Bluthochdruck sowie die Dysaesthesien und die Ruhelosigkeit der Beine zeigen einen einseitig stark tätigen Astralleib. Statt den Ätherleib von innen im Blut zu durchdringen, wirkt er äußerlich auf der Haut, in der Lunge sowie in dem vom Bewusstseinspol geprägten arteriellen Kreislauf. In der Haut und in der Lunge erregt er ein pathologisches Bewusstsein als Beinschmerz und vom Ich nicht erfassbare Bewegungsimpulse in der Ruhelosigkeit. Die Schlaflosigkeit zeigt als Gesamterscheinung ein «mangelndes Einschlafen» des Astralleibes. Das Ich erfassen wir auch in der schwachen Erinnerungskraft. Die Eingliederung der Ich-Organisation in den unteren Menschen im neunten Lebensjahr[110] war durch die angstbesetzte Vaterbeziehung sowie vor allem durch den Verlust des Großvaters im neunten Lebensjahr stark belastet und erschwert.

Der Weg zum Heilmittel:
Der Weg zum Heilmittel führte bei diesem Patienten unmittelbar über die Kunst. Die Arbeit an den Intervallen als Prozesse im Astralleib zeigte in der Toneurythmie die erregte Unruhe der Glieder an der Peripherie des Menschen in der Septimgebärde. Rudolf Steiner merkt zur Septim an: Wenn der Mensch sie voll erleben könnte – er schützt sich davor gewöhnlich, hätte er das Gefühl, «wie wenn Ihnen ... im Erleben die Haut wegginge und Sie so als eine Art geschundener Marsyas daständen. Die Haut fliegt Ihnen weg, ... als wenn [Sie] ein geschundener Marsyas geworden wäre[n] ...»[111] So fragten wir uns, ob Acidum fluoricum, der stoffliche Septimprozess der ersten Periode, homöopathisch zubereitet, dem Patienten helfen könnte.

Das homöopathische Arzneimittelbild *Acidum fluoricum* enthält nach J. Mezger: «Bewegungszwang, Unruhe, Varikosis; muss die Beine aus dem Bett strecken, Besserung durch Abkühlen. Komplementär zu Silicea.»[112] Neben dem so überraschend mit dem klangätherischen Forschungsergebnis übereinstimmenden Arzneimittelbild freute uns die von Mezger erwähnte Komplementarität zu Silicea. Steht Silizium doch in der vierten Gruppe als Quartprozess der Gerüstbildung, wie Kohlenstoff. Musikalisch ist die Quart der polare Prozess zur Septim, was wiederum die Eurythmiegebärde zeigt.[113]

Der Patient erhielt Acidum fluoricum D30, täglich zur Nacht 5 Tropfen, um ihm – nach dem Übernahmeprinzip – den äußerlichen Septimprozess seines Astralleibes abzunehmen. Drei Monate nach Entlassung berichtete der Patient: Seit er Acidum fluoricum D30 nehme, fühle er sich wesentlich besser; er könne wieder schlafen, er habe seine Beine zeitweise «vergessen.» Allerdings sei inzwischen ein Asthmaschub aufgetreten, der schulmedizinisch behandelt werde. – Eine umfassende Hilfe braucht für diesen Patienten sicherlich ein umfassendes Konzept. An dieser Stelle sollte nur über den Weg von der Toneurythmie zum Arzneimittel berichtet werden als Beispiel einer «Heilkunst», die ein musikalisch-goetheanistisches Substanzverständnis mit der homöopathischen Empirie vereinigt.[114, 115]

3. Kapitel

Das Erlebnis der Musik und seine physiologischen Grundlagen

«Muse der Tonkunst,
welche Eingebungen sind in deiner Hand, um die Physiologie
der menschlichen Seele zu enträtseln!»

Johann Gottfried Herder[116]

Die Zeiterfahrung im Erlebnis der Musik

Musik kann auf verschiedene Weise erlebt werden. Der Musik-Liebhaber lauscht hingegeben auf seinem Sitz im Konzert. Der gestaltende Musiker reproduziert das Werk auf dem Podium. Der schöpferische Komponist bringt das Werk hervor.[117]

Der Musikliebhaber lebt eher passiv im oberen Menschen, ganz der Außenwelt hingegeben. Der reproduzierende Musiker vergegenwärtigt das Werk nach unermüdlichem Üben, nach unzähligen rhythmischen Wiederholungen. Er hat sich vor Beginn des ersten erklingenden Tones im Konzert das Werk nicht nur seelisch «zu Herzen genommen», sondern als seinen physischen Lebensinhalt, den er «rhythmisch pulsierend» Tag für Tag geübt hat. Im Komponisten ringt sich aus den schaffenden Kräften seines unteren Menschen ein neues Werk ans Licht der Welt, indem es – vom rhythmischen Menschen gestaltet – zur Sprache kommt. So lebt Musik von den drei Prozessen des Mensch-Seins.

In diesem Kapitel soll untersucht werden, welche physiologischen Prozesse dem Musikerleben zugrunde liegen. Dazu werden wir vor allem die

Wechselwirkungen des Hörens mit der Atmung und dem Herz untersuchen. Schließlich berühren wir die Sphäre der Komponisten und versuchen zu begreifen, von welcher Bewusstseins-Erweiterung in die «Wirklichkeit der Musik» hinein Komponisten berichten und wie diese Berichte im Licht der Anthroposophie zu verstehen sind.

Musik lebt in der Begegnung zwischen deklamatorischer Melodie und tänzerischer Pulsation, aus Tanz und Sprache. Sie entstammt dem «Zweistromland» der kultischen Tempeltänze einerseits und des sakralen Sprechgesangs, wie er noch im gregorianischen Choral erhalten ist, andererseits. In ihren höchsten, meditativ vertieften Werken von Johann Sebastian Bach bis Richard Wagner vereint sich der Wille des Blutes harmonisch mit dem Licht des Wortes, das den Strom des Melos atmend gliedert. Sie reicht dann in die im ersten Kapitel berührte Willens-Sphäre der geistigen Wirklichkeit, in die Sphäre der Schicksalsbildung.

Als erstes wenden wir uns der Frage der Zeiterfahrung des Musikalischen zu und ihren physiologischen Wechselwirkungen mit der Atmung.

Lassen wir uns auf den Beginn der Klaviersonate Op. 90 von Ludwig van Beethoven ein (siehe S. 71).

Zu Beginn eine energische, in Moll-Akkorden verdichtete Geste aus dem Rhythmus der Glieder (Takt 1 + 2), die in Takt 3 und 4, nach Dur gewendet, nachschwingt. Es folgt die gesteigerte Wiederholung dieser viertaktigen Doppelgeste, jetzt in Dur beginnend und in Moll sich spiegelnd (Takt 5-8). Indem die zweite Viertaktperiode die erste rhythmisch genau wiederholt, fordert dieses zum vierten Mal wiederholte Motiv etwas Neues. Solche Wiederholung bildet geradezu ein «Erwartungsorgan» für das Neue in Takt 9-16: Rein melodisch strömen in Dur zweistimmige Bögen abwärts. Sie überwölben den Rhythmus des dezidierten Auftaktmotivs mit einer singenden, weich fallenden Bewegung. Und schließlich (Takt 16-23): Das Anfangsmotiv erscheint erneut, in zarte, hohe, weiträumige Strukturen versetzt. Dem kompakten Quartschritt nach aufwärts zu Beginn (Takt 1+2) antwortet eine Septim abwärts in gelöster Hingabe (Takt 17+18). Der Rhythmus des Anfangs bleibt im Bass erhalten, die Melodie hat sich schon

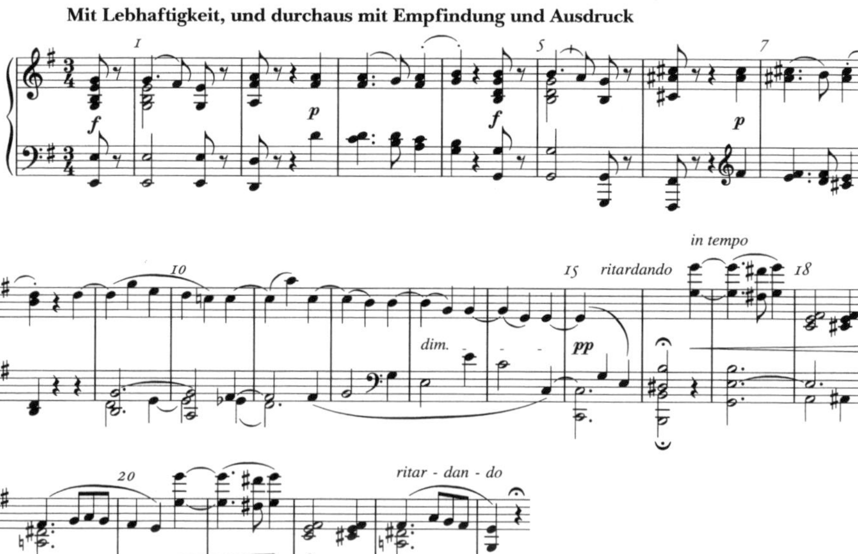

Beispiel 3: Ludwig van Beethoven, Klaviersonate op. 90, 1. Satz

im singenden Mittelteil davon emanzipiert. Die gelöste Achtelbewegung bringt einen friedlich abfallenden Schluss. Ein *aufsteigender*, kompakt-physischer Willensgestus geht durch einen Gesang hindurch, indem sein Auftakt weiter pulsiert, und wird schließlich ein *tief nach unten sich wendendes*, heiteres «Begreifen». Der Willensüberschuss des Anfangs atmet nach der singenden Abwärtsströmung am Ende in gereifter «Resignation».

Der Anfang atmet *Zukunft*, er kommt aus den Gliedern, von unten. Die Mitte singt – ganz *Gegenwart*. Das durchlichtete Begreifen der dritten Phase atmet *Vergangenheit*, – Ende. Es ist der Weg aus den Gliedern in die Mitte bis ins Haupt: *der Mensch* als strömend gestalteter Zeitleib.[118]

In der gesanglichen, sprachähnlichen Diktion, die eine Melodie zum »Thema» macht, wird Zeit aus dem überschauenden Bewusstsein des Ganzen gestaltet.[119]

Der Musiker atmet zwischen zukunfts-gerichtetem Entfalten des Neuen

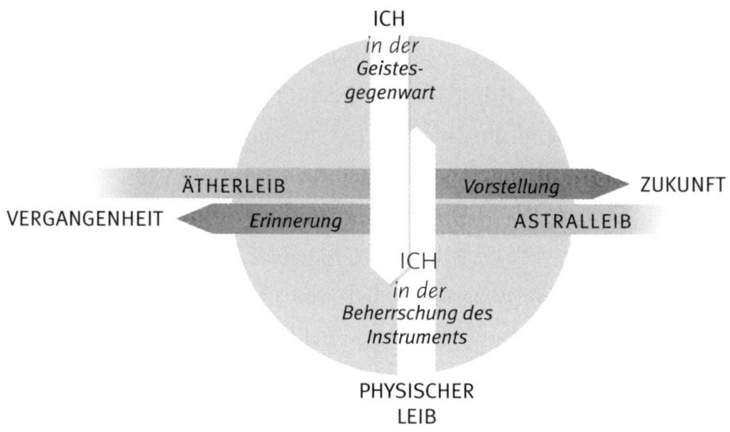

Abb. 24: Die Wesensglieder des Menschen im musikalischen Gestalten

und rückwärts hörender Erinnerung, die als «Wieder-Holung» auch physisch erklingt. Die Entfaltung des Neuen wird an der Erinnerung erfahren: Musik ist Beobachtung der Zeit von innen. Darin liegt das Erlebnis der Intervalle: Ein Ton bleibt im Innern gegenwärtig, während der folgende erklingt. Andererseits keimt in der erinnernden *Wiederholung* ein Neues willenshaft als sich steigernde *Forderung nach Weiterentwicklung* (siehe oben Takt 8). So erlebt der Musiker ständig, was seit Rudolf Steiner geisteswissenschaftlich als «Doppelstrom der Zeit» herausgearbeitet wird.[120]

Der im Blut lebende Bewegungswille des Ätherleibs dringt vorwärts – vom Sinnes-Nerven-Prozess des Hörens aus wendet sich der im erinnernden Erleben atmende Astralleib zurück. Beide Prozesse im Gleichgewicht haltend, atmet das Ich in der *Geistesgegenwart* und in der *physischen Beherrschung* des Instruments (siehe Abb. 24).

Was in der phänomenologischen Musikpsychologie von Ernst Kurth, Viktor Zuckerkandl, Jürgen Uhde, aber auch von Theodor Adorno hierzu herausgearbeitet wurde,[121] macht bewusst, wie nah verwandt diese melodisch gestaltenden Bewegungen den *Denkbewegungen* sind. Was oben angedeutet wurde, lebt ja in gefühlten, willenshaft gestaltenden *Vorstellungen*, die sich im äußerlich Erklingenden spiegeln. Das «Vorstellen» kennt jeder Musiker als das *Vorgreifen* seiner inneren Intention. Der Musiker erlebt ins Fühlen untergetaucht Denkbewegungen zwischen intentionalem Vorgriff und rückbezogenem Erinnern in Geistesgegenwart. In der Beherrschung der Zeit, das Tempo konsequent durchzuhalten, wirkt nach Adorno die gestaltende *Idee des Ganzen*.[122] Das musikalische Fühlen erlebt die Vorstellungsbewegung im Gestaltungswillen.

Rudolf Steiners Verhältnis zur Musik war von dieser der Denkbewegung innig verwandten Natur der musikalischen Bewegung bestimmt. Von dem Streit um die *Programm-Musik*, der sich an Richard Wagner entzündete und den Steiner im Wien der Achtzigerjahre des 19. Jahrhunderts hautnah miterlebte, berichtet er im Rückblick: «Für mich hatte das Denken *Inhalt* durch sich selbst. Es bekam ihn nicht bloß durch die Wahrnehmung, die es ausdrückt. Das aber führte wie mit Selbstverständlichkeit in das Erleben des reinen musikalischen Tongebildes als solchem hinüber. Die Welt der Töne an sich war mir die Offenbarung einer wesentlichen Seite der Wirklichkeit. Dass das Musikalische über die Töne-Formung hinaus noch etwas ‹ausdrücken› sollte, wie es von den Anhängern Wagners damals in allen möglichen Arten behauptet wurde, schien mir ganz ‹unmusikalisch›.»[123]

Die dem Denken verwandte Seite der musikalischen Erfahrung könnte als Widerspruch erscheinen zu der im 1. und 2. Kapitel herausgearbeiteten Willensnatur der musikalischen Bewegung im Sinne Schopenhauers. Wirkliche Denk*tätigkeit* – zu unterscheiden von Gedanken «haben» – geht aber in willenshafter Konzentration so vor sich, wie der Musiker aus der Idee des Ganzen Motive Schritt an Schritt, Entwicklung für Entwicklung auseinander hervorgehen lässt. Die Ideenbewegung erscheint im melodischen Fühlen als beleuchteter Wille – wie Schopenhauer formuliert hatte (siehe S. 37).

Das innere Singen des Musikers – was liegt dem musikalischen Zeitgefühl physiologisch zu Grunde?

Jeder Instrumentalmusiker, nicht nur der Bläser, sondern auch der Streicher, der Pianist, der Schlagzeuger oder der Dirigent, *singt innerlich* mit der Musik, die er hört und gestaltet. Besonders auffallend ist dies zu Beginn einer Aufführung. Kein Chor- oder Orchesterdirigent kann zu Beginn gemeinsam mit den anderen tätigen Musikern den Auftakt ergreifen, ohne im Emporführen des Taktstocks einzuatmen. Sein Abschlag »auf Eins» ist dann korreliert mit dem Schluss der Stimmritze des Kehlkopfs und einem Druckaufbau in Lunge und Bauchraum, wenn die Musiker des Orchesters (an Stelle des Dirigenten) zu «singen» beginnen. Auch der Nichtsänger atmet im Hören, als ob er singen würde.[124] Man hat dies treffend «Höratmung» genannt.[125] Nach Wängler atmet der Zuhörer von Gesangsaufnahmen (also nicht in Anwesenheit des Sängers) so, wie der Sänger geatmet hatte. Nach Roemer folgt die Atmung *bei solchen Probanden, die gefühlsmäßig von der Musik ergriffen werden*, dem Rhythmus der Musik. Bei solchen, denen die Musik *gleichgültig* ist, entsteht keine Phasenkopplung. «Bei vollkommener Reproduktion und einem voll empfänglichen Zuhörer wird also im Hörer dieselbe Atmung mitschwingen, wie sie im Künstler ursprünglich lebte.»[126]

Genauere physiologische Studien über die Physiologie des Zeitgefühls liegen von Ernst Pöppel vor. «Hört man aufmerksam auf die Schläge eines Metronoms, dann ist es ohne Schwierigkeiten möglich, jedem zweiten (oder dritten) Schlag einen subjektiven Akzent zu geben. Liegen aber die Metronomenschläge *weiter als etwa drei Sekunden* auseinander, ist dies nicht mehr möglich. Ein geistiges Band kann also nur begrenzt geknüpft werden. Der Eindruck der Einheit oder der *Zusammengehörigkeit einer wahrgenommenen Gestalt mit dem Gefühl der Gegenwärtigkeit ... ist auf ein Zeitfenster von drei Sekunden beschränkt*».[127] Derselbe Autor in einer anderen Arbeit: «Ereignisse werden nicht nur für sich allein stehend wahrgenommen, sondern sie werden aufeinander bezogen, sodass aufeinanderfolgende Ereignisse jeweils *eine Wahrnehmungsgestalt bilden*. Dies ist dadurch möglich, dass das Gehirn einen zeitlichen Integrationsmechanismus bereitstellt. Dieser Integrationsmechanismus mit einer oberen zeitlichen Grenze von etwa drei Sekunden lässt sich durch verschiedene Beispiele veranschaulichen ... Man interessiert sich beispielsweise dafür, ob zwei Töne gleich laut oder zwei Lichter gleich hell sind. In allen Experimenten beobachtet man Folgendes: *Nur wenn die beiden Reize innerhalb eines zeitlichen Fensters bis zu etwa drei Sekunden gegeben werden, ist ein sachgerechter Vergleich möglich*. Wird der Zeitabstand zwischen beiden Reizen größer, so kommt es zum Verblassen des ersten Reizes und zu einer Überschätzung des zweiten Reizes ... Eine weitere Frage ist, ob der auf etwa drei Sekunden begrenzte Integrationsmechanismus nur für die Wahrnehmung gilt oder ob er auch für andere Bereiche unseres Erlebens und Verhaltens zutrifft.»[128] Ernst Pöppel erwähnt schließlich, dass auch Bewegungsabläufe «bevorzugt für drei Sekunden» geplant werden. «Will man mit hoher zeitlicher Präzision eine Bewegung durchführen [man denke an Musiker! A. H.], kann die geplante Bewegung nur bis zu etwa drei Sekunden vorausgeplant werden.»[129] Das heißt, wer ein Musikstück spielt, gestaltet die Zeit durch einen rätselhaften, von Ernst Pöppel gesuchten *Integrationsmechanismus, der im 3-Sekunden-Rhythmus arbeitet*.[130]

Ernst Pöppel sucht diesen «Integrationsmechanismus», mittels dessen wir aus Einzelreizen zusammengehörige Wahrnehmungsgestalten bilden, im *Gehirn*: «Dies ist nur dadurch möglich, dass das Gehirn einen zeitlichen Integrationsmechanismus darstellt.» Was Pöppel hier «Integration» nennt, ist vom Gesichtspunkt einer geisteswissenschaftlichen Empirie als gestaltendes «Denken und Vorstellen» zu bezeichnen, wie wir es oben im Musikerlebnis gezeigt haben.[131]

Es steht außer Frage, dass der «Integrationsmechanismus» eine Leistung des Gehirns sein muss. Deshalb eignet diesem Integrationsprozess auch jene Freiheit des Denkens, die den Interpreten z.B. vor die Fragen stellt: Welche Töne gehören zusammen? Gehört dieser Ton noch zum vorigen Motiv oder zum folgenden?

Woher stammt aber der Rhythmus dieses Integrationsprozesses mit einer Phasenlänge von ca. drei Sekunden? Pöppel sagt dazu nur: «Die Natur hat es so eingerichtet, dass wir ... Einheiten bilden können, aber nur im begrenzten zeitlichen Rahmen.»[132] Die Frage ist: *Welcher Vorgang im Menschen hat einen Rhythmus mit der Phasenlänge von ca. drei Sekunden?* Ist dies nicht die *Frequenz der Atmung* mit ihrer Phasenlänge von ca. drei Sekunden bei durchschnittlich 18 Atemzügen pro Minute? Sie überträgt ihren Rhythmus über den Liquor cerebrospinalis auf das Gehirn und die Sinnesorgane. Ernst Pöppel, dem ich dies als Hypothese vorschlug, lehnte sie ab mit der Begründung, dass er das Drei-Sekunden-Phänomen auch bei vielen Labortieren gefunden habe, die wesentlich schneller atmen als der Mensch.[133] Wenn das Drei-Sekunden-Phänomen für Säugetiere im Allgemeinen gilt, scheint es sich hier um ein zeitliches Grundmuster der Gehirnfunktion bei Säugetieren zu handeln. Bedeutsam ist dann, dass speziell beim Menschen die Ruheatmung mit dem Aufmerksamkeits-Rhythmus des Gehirns in Phasenkopplung mitschwingt.[134]

Rudolf Steiner hat die *Atembewegung des Gehirnwassers* als den Integrationsprozess, der dem musikalischen Erleben und jeder künstlerischen und denkerischen Gestalterfassung zugrunde liegt, 1916 bis 1924 beschrieben und veröffentlicht.[135]

Nach Rudolf Steiner beruht das Gefühlserlebnis der Musik auf der Fortsetzung der *Atembewegung ins Innenohr* und Gehirn durch das Gehirnwasser. Die Atembewegung des Gehirn- und Rückenmarkwassers ist nach Steiner die physiologische Bedingung des Gefühlslebens überhaupt, während die *Sinnes-Nerven-Prozesse* als solche lediglich den *Vorstellungsanteil* des Gefühlsinhaltes leiblich vermitteln.[136] In seinem Buch *Von Seelenrätseln* (1917) heißt es dazu wörtlich:

«*Wodurch entsteht das musikalische Gefühlserlebnis?* Die *Vorstellung* des Tongebildes, die auf Gehörorgan und Nervenvorgang beruht, ist noch nicht dieses musikalische Erlebnis. Das Letztere entsteht, indem im Gehirn der Atmungsrhythmus in seiner Fortsetzung bis in dieses Organ hinein, sich begegnet mit dem, was durch Ohr und Nervensystem vollbracht wird. Und die Seele lebt nun nicht in dem bloß Gehörten und Vorgestellten, sondern *sie lebt in dem Atmungsrhythmus; sie erlebt dasjenige, was im Atmungsrhythmus ausgelöst wird dadurch, dass gewissermaßen das im Ner-*

vensystem Vorgehende heranstößt an dieses rhythmische Leben. Man muss nur die Physiologie des Atmungsrhythmus im rechten Lichte sehen, so wird man umfänglich zur Anerkennung des Satzes kommen: *die Seele erlebt fühlend, indem sie sich dabei ähnlich auf den Atmungsrhythmus stützt wie im Vorstellen auf die Nervenvorgänge.*»[137] Ein Jahr später, im Mai und Juni 1918 in München und Wien, schildert Steiner in Vorträgen vor Künstlern detailliert die Atembewegungen des Gehirnwassers (Liquor cerebrospinalis) als die Vermittlung zwischen der Lungen-Zwerchfell-Atmung und dem Sinnes-Nerven-System.[138] Er entwickelt daraus eine allgemeine *Physiologie der künstlerisch gestaltenden Fantasie.*[139]

Zur Forschungsgeschichte der Atemdynamik des Gehirnwassers

Rudolf Steiner schließt mit seiner Lehre von der Atemdynamik des Fühlens durchaus an naturwissenschaftliche Forschungsansätze seiner Zeit an. Spätestens seit Hyrtls *Lehrbuch der Anatomie des Menschen* (10. Aufl., Wien 1867) gehörte die Atem- und Pulsdynamik des Liquor und des Gehirns zum gesicherten Wissen der Medizin. Bereits 1811 war die Atembewegung des Gehirnwassers (erstmals?) experimentell veranschaulicht worden.[140] In der Folge wurde mehrfach an einzelnen Hirnverletzten mit Kalottendefekt deren atem- und pulsabhängige Gehirnbewegungen apparativ registriert und dabei der Einfluss von Rechenaufgaben, von Sinnesreizen und Gemütserregungen auf diese Gehirnbewegungen untersucht. Sowohl Mosso (1881) wie Resnikow und Dawidenkow (1911) fanden, dass *Emotionen* die Gehirnbewegungen *stärker* beeinflussen als intellektuelle Betätigung. In ihrer Arbeit *Über das Verhalten des Liquordrucks bei psychischen Vorgängen* stellten Bender, Kehrer und Knebel 1951 fest, dass sich der Liquordruck proportional der Schwierigkeit der gestellten Rechenaufgaben erhöht.[141]

In der modernen physiologischen Emotionsforschung ist diese Arbeitsrichtung offensichtlich vergessen. Autoren wie Oliver Sacks,[142] Antonio Damasio[143] und Manfred Spitzer[144] berücksichtigen ausschließlich den Nervenstoffwechsel des Gehirngewebes und die Intensität seiner Durch-

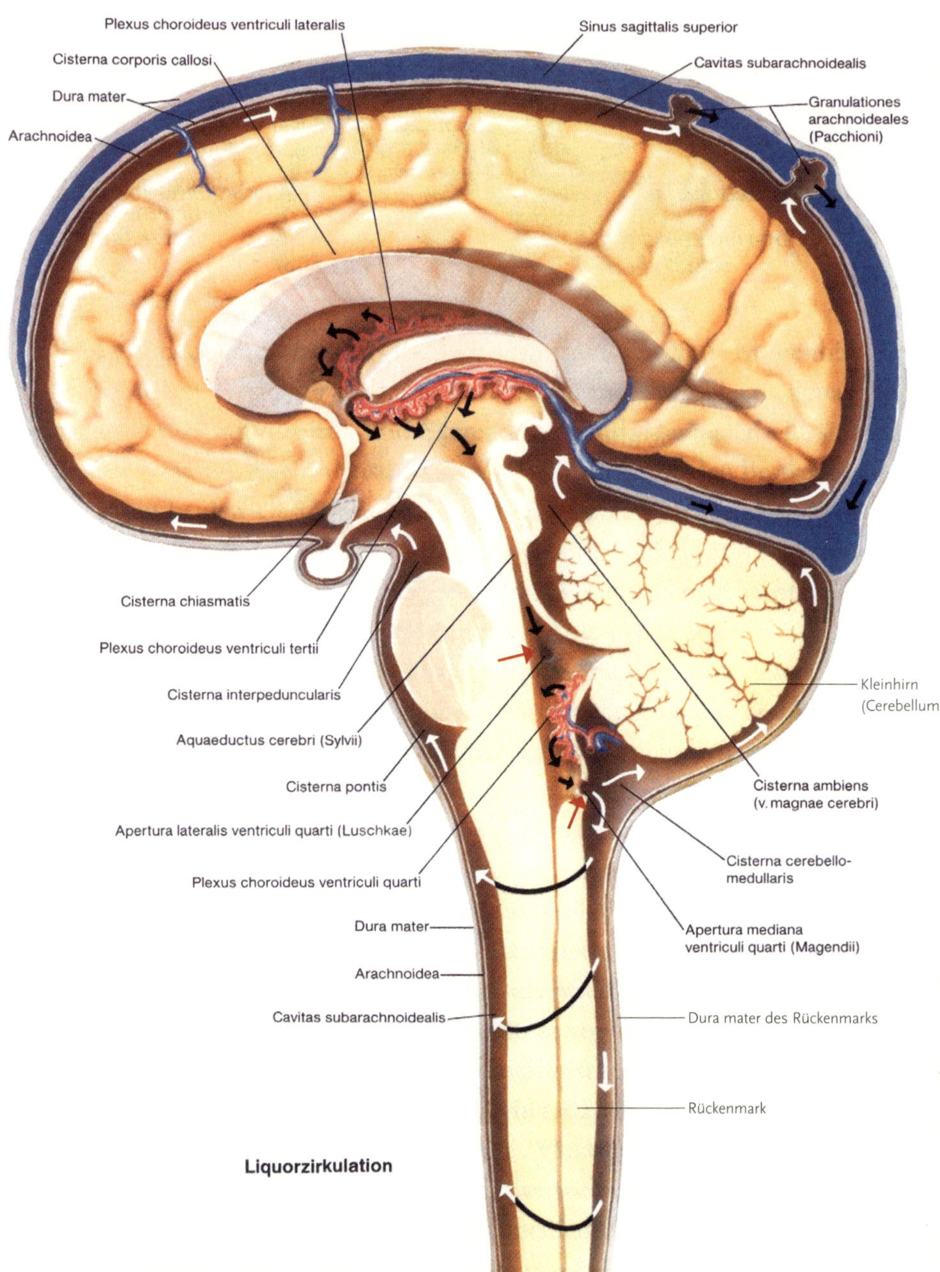

Abb. 25: Liquorsystem. Schwarze Pfeile = inneres Gehirnwasser; weiße Pfeile = äußeres Gehirnwasser; rote Pfeile: Löcher, durch die das innere Gehirnwasser nach außen fließt.

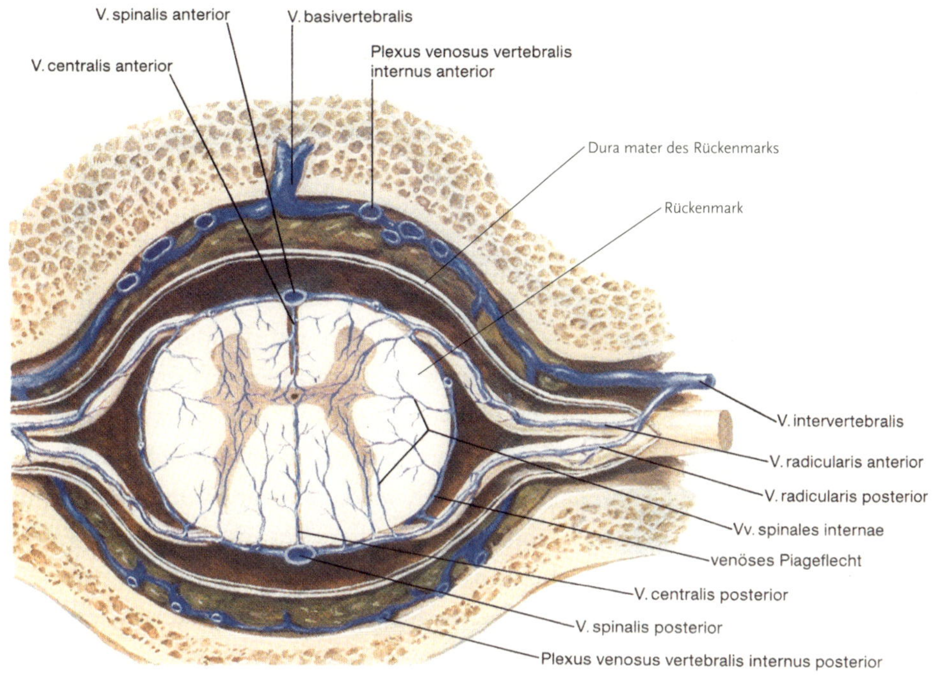

Abb. 26: Querschnitt durch das Rückenmark mit Hüllgewebe und Venensystem

blutung.[145] Spitzer gibt allerdings zu bedenken: «Es gibt bislang erst wenige Untersuchungen zu der Frage, was genau im Gehirn geschieht, wenn es [sic!] emotional auf Musik reagiert.»[146]

Im anthroposophisch-medizinischen Schrifttum hat *Eugen Kolisko* als erster Rudolf Steiners Ideen aufgegriffen. Sein Nachwort zu dem Gesangslehrbuch von Olga Werbeck-Svärdström enthält eine erste goetheanistische Liquor-Physiologie der Gesangs- und Höratmung.[147] Gisbert Husemann hat das Liquorsystem im Einzelnen mit goetheanistischer Methodik anatomisch, physiologisch und psychologisch im Hinblick auf den Auftrieb dargestellt.[148] Der Verfasser hat, an Gisbert Husemann und Eugen Kolisko anschließend, 1989 eine musikalische Physiologie der «Bildung und Strömung des Gehirnwassers» entworfen.[149] Dort ist von der Atembewegung in ihrer Bedeutung für das musikalische Bewusstsein noch nicht die Rede, sondern lediglich von der Embryonalentwicklung des Liquorsystems und der Liquorzirkulation im Allgemeinen. Der Zusammenhang jener Darstellung mit der hier vorliegenden wird am Schluss des Buches deutlich werden.[150]

Die weitgehende Schwerelosigkeit im Gehirn

Wie in Kapitel 1 erwähnt, bewegen sich Auge und Ohr auf Grund ihrer Lagerung ohne Einfluss der Schwerkraft im Lichtäther bzw. im Klangäther. Aber auch das mit ihnen verbundene Gehirn ist durch den Auftrieb, den es im Gehirnwasser erfährt, dem Schwerefeld der Erde weitgehend entzogen. Ein Gehirn, das in der Luft gewogen 1318g wiegt, wiegt im Liquor der Schädelkapsel nur 26 g.[151]

Im Lehrplan der 9. Klasse schlägt Rudolf Steiner den Waldorflehrern vor, in der Menschenkunde physikalische Gesetzmäßigkeiten des physischen Leibes zu behandeln. Als ich als Schularzt dafür einmal das Gehirn im Auftrieb des Gehirnwassers behandelte, entstand die Frage: Wie weit müsste eigentlich das Gehirn von der Erde entfernt sein, damit seine Masse statt 1318 g auf der Erde nur noch 26 g wiegt? Nachmittags rief ich meinen Kollegen, den Diplomphysiker Johannes Kühl an, der damals in der Waldorfschule-Uhlandshöhe Mathematik- und Physik-Lehrer war, und stellte ihm diese Frage. Er rief mich nach kurzer Zeit zurück und antwortete: «Das ist sehr spannend! Das sind nämlich etwa 35–36.000 km Entfernung von der Erde; in diesem Bereich liegt die geostationäre Bahn der Nachrichten-Satelliten!» (35.786 km) Das war für uns beide – und für die Schüler am nächsten Morgen – eine echte Entdeckung! Nur auf der «geostationären Bahn» gibt es die synchrone Geschwindigkeit eines Satelliten mit der Umdrehungsgeschwindigkeit der Erdoberfläche. Deshalb können die Antennen für den Empfang von Nachrichten-Satelliten immer die gleiche Lage behalten.[152]

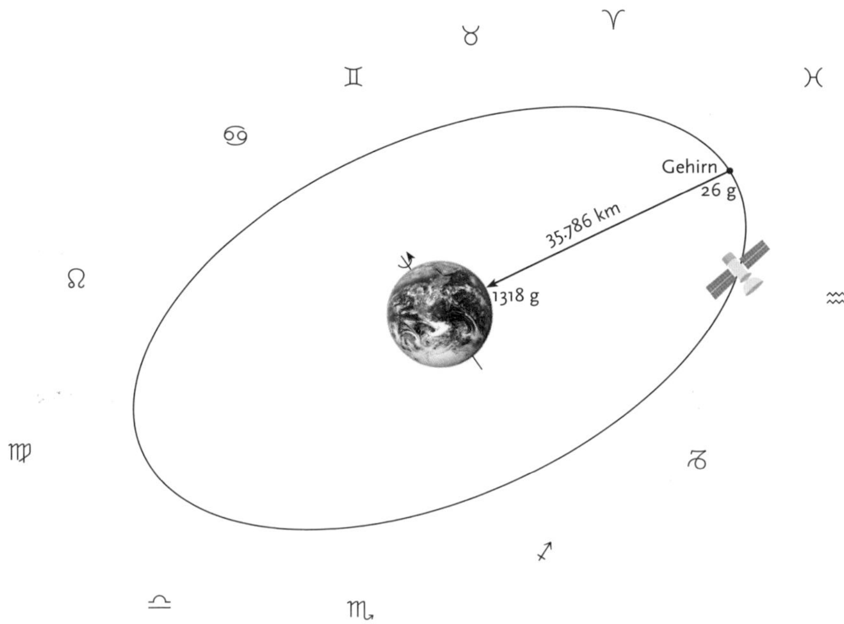

Abb. 27: Der Gewichtsverlust des Gehirns durch den Auftrieb im Gehirnwasser entspricht einer Entfernung von 35.786 km zur Erde, was der geostationären Bahn der Nachrichtensatelliten gleichkommt (nicht maßstabsgerecht).

Das Gehirn lebt, so betrachtet, gar nicht «auf der Erde», sondern umkreist die Erde im Weltraum. Die Nachrichten-Satelliten selbst erweisen sich, in Abwandlung des Goethe-Wortes, als eine «Offenbarung geheimer Gehirn-Gesetze».

Der Liquor als Träger des leibfreien Lebens

Als Medizinstudent ging mir im Demonstrationskurs für pathologische Anatomie die Bedeutung des Gehirnwassers auf andere Weise auf. Vom Präparator wurden nach der Sektion des Leichnams die inneren Organe entnommen und in einer flachen Zinkwanne präsentiert. Das herausgenommene Gehirn wurde aber immer gesondert aufbewahrt, in Flüssigkeit schwimmend in einem Eimer. Als ich den Dozenten fragte, warum das

Gehirn nicht so in die Zinkwanne gelegt werde, wie die anderen Organe, erklärte er: Das Gehirn würde auf einem Tablett in kurzer Zeit seine Form verlieren, es würde auseinander fließen. «Es ist so wie im Gehirnwasser der Schädelhöhle: *Der Liquor hat eine Form-erhaltende Funktion.*» Diesen Satz habe ich nie vergessen. Er bedeutet, dass die ätherischen Kräfte, die in den übrigen Organen dem jeweiligen physischen Gerüst einverleibt und *gebunden* sind, vom Gehirn losgelöst erscheinen und im Liquor von außen, *ungebunden*, als Form erhaltende Kräfte wirksam sind.

Das Gehirn ist nicht nur der Wirkung der Schwerkraft enthoben, auch die Biochemie seiner Stoffwechselprozesse ist durch die Blut-Hirnschranke vom Blut isoliert: «In allen Organen wird die Zusammensetzung des interzellulären Milieus von der des Blutes bestimmt, ausgenommen das ZNS. *Seine ungestörte Funktion erfordert ein vom Blutmilieu der Hirngefäße unabhängiges Interzellularmilieu*, das im Wesentlichen dem des Liquor cerebrospinalis entspricht.»[153]

Wie bewegt die Atmung das Gehirnwasser?

Das Gehirnwasser wird vor allem im Inneren der Gehirnkammern (Ventrikel) gebildet (siehe Abb. 25, S. 78).

Es fließt im Bereich des Kleinhirns durch drei Öffnungen nach außen. Damit geht das innere Gehirnwasser in das äußere Gehirnwasser über. Im äußeren Gehirnwasser schwimmt das Gehirn im Auftrieb. Es verliert dadurch nach dem archimedischen Prinzip so viel Gewicht, wie die verdrängte Flüssigkeit wiegt. Ein Gehirn von ca. 1318 g wiegt dann ca. 26 g.[154] Während die harte Hirnhaut (Dura mater) dem Hirnschädel anliegt, löst sie sich im Rückenmarkskanal als «Durasack» vom knöchernen Wirbelkanal. Das Rückenmark wird im Liquor schwimmend vom Durasack umhüllt. Zwischen dem Durasack und dem beweglichen Wirbelkanal befindet sich Fettgewebe, das von Venengeflechten durchzogen ist (siehe Abb. 28). Diese Venen sind klappenlos, was für das freie Auf- und Abströmen des Venenblutes beim Atmen von Bedeutung ist.

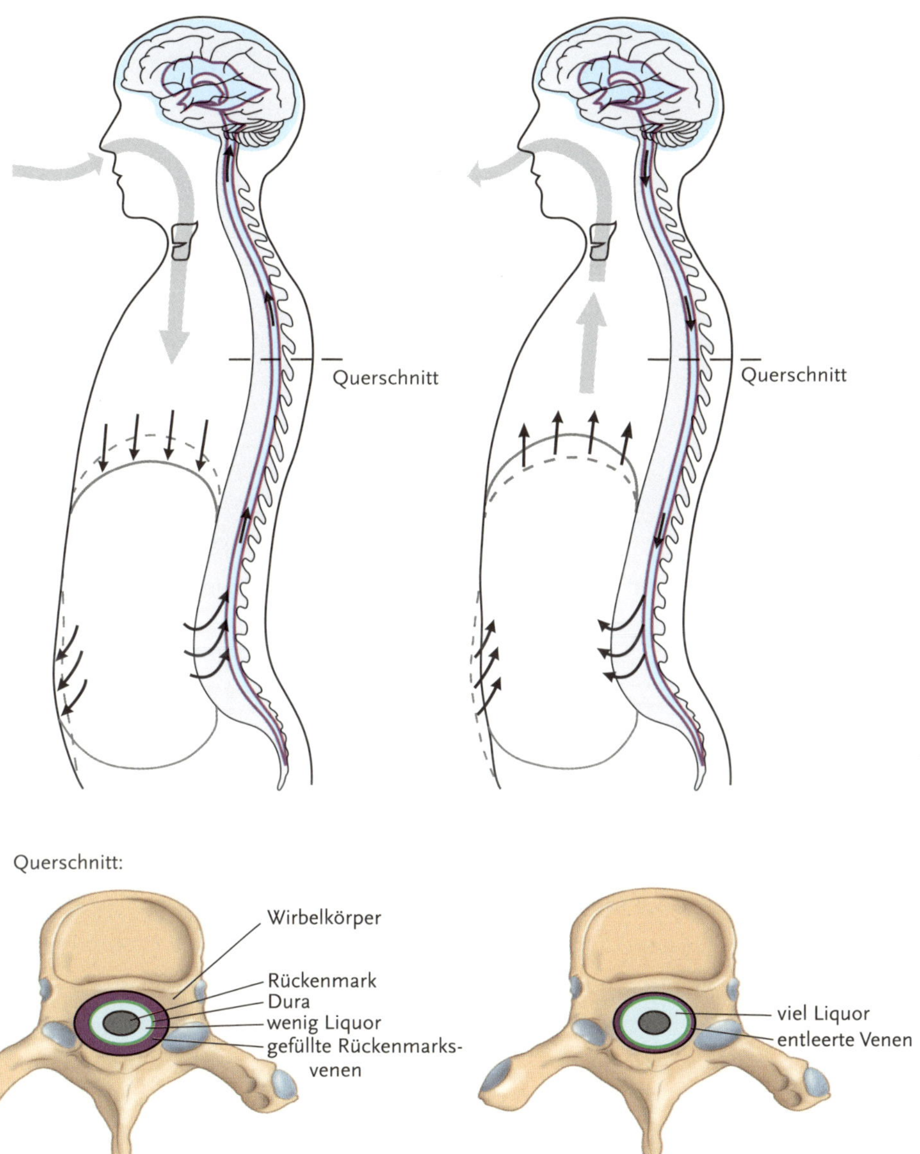

EINATMEN

AUSATMEN

Abb. 28: Die Atembewegung des Gehirnwassers (siehe Text); Zeichnung: Edgar Bayer.

Die von der Atmung abhängige Bewegung des Gehirnwassers ist beim Säugling an der großen Fontanelle zu sehen und zu tasten. Wenn das Kind schreit, wölbt sich die Fontanelle vor. Bei Verdacht auf Entzündung des Gehirns bzw. seiner Häute (Enzephalitis bzw. Meningitis) wird diagnostisch Liquor aus dem Durasack durch Punktion entnommen. Bei der Liquorpunktion des Säuglings, der leider schon durch den sicheren Griff der assistierenden Schwester schreien muss, spritzt der Liquor im Schrei in hohem Bogen unter Druck aus der Punktionsnadel, während er beim Luftholen rasch an Druck abnimmt.

Diese klinischen Erfahrungen belehren uns unzweideutig darüber, dass die Atmung den Druck und die Bewegung des Gehirnwassers steuert. Wie wird die Atembewegung aber auf die Liqourbewegung übertragen?

Die Bauchvenen als Vermittler zwischen Atmung und Gehirnwasser

Beim Einatmen senkt sich das Zwerchfell und verkleinert das Volumen des Bauchraumes (Abb. 28). Da der Bauchraum im Wesentlichen inkompressible Flüssigkeit enthält, wird ein entsprechendes Blutvolumen aus den venösen Gefäßplexus der Eingeweide über die zahlreichen Verbindungen in die Venen des Rückenmarkkanals verschoben.[155] Druckmessungen zeigen eine synchrone Übertragung des Drucks zwischen den extraduralen Venen und dem Liquordruck.[156] Da das System der Rückenmarksvenen klappenlos ist, kann das Venenblut frei mit der Ein- und Ausatmung auf- und absteigen, genau wie der Liquor.

Schroth und Klose sowie Winkler bezeichnen die «epiduralen Venengeflechte» als Vermittlungssystem («compliance-system») für die Bewegungen des Gehirnwassers im Rückenmarkskanal und im Gehirn. Dabei werden bis zu 15 ml Liquor verlagert.[157]

Die Fortsetzung der Atmung ins Innere der Gehirnkammern

Die Atembewegung beeinflusst auch die Liquorbewegungen *im Innern der Gehirnkammern* auf verschiedene Weise: Bei zunehmendem Druckanstieg des äußeren Liquors wird der Abstrom aus den Ventrikeln des Gehirns *verlangsamt, steht still* oder es kommt zur *Strömungsumkehr* in die Ventrikel. Bei Druckabfall *beschleunigt* sich der Abstrom aus den Ventrikeln. Druckanstieg ist Folge von Einatmung, aber auch Folge aller Arten von Druckerhöhung durch Schreien, Singen, Sprechen (z.B. Stoßlaute!). Druckabfall ist in erster Linie Folge von entspannter Ausatmung.[158] (siehe Abb. 28) Die von Rudolf Steiner in späteren Darstellungen erwähnte Liquorbewegung hinauf in den Schädelraum beim Einatmen und nach unten beim Ausatmen[159] ist für den abdominellen Atemtyp vielfach nachgewiesen.[160]

Den Atembewegungen stehen die viel zarteren Liquorbewegungen gegenüber, mit denen die *arterielle Pulsation* den Ausstrom aus den Gehirnventrikeln moduliert. Denn die Volumenzunahme des Gehirns samt seiner Gefäße hat bei Eintreffen der arteriellen Systole teilweise eine geringfügige *Kompression der Ventrikel* zur Folge. Hierbei handelt es sich aber lediglich um ca. 0,5 ml pro Herzschlag, also ca. 2 ml pro Atemzyklus.[161] Der Liquor ist somit das Medium, durch das sich Atmungs- und Herztätigkeit ins Gehirn hinein fortsetzen.

Atemdynamik und Innenohr

Nach Steiner entsteht das musikalische Erlebnis dadurch, dass sich «der Atemrhythmus *in seiner Fortsetzung bis in dieses [Gehör-]Organ hinein begegnet mit dem, was durch Ohr und Nervensystem vollbracht wird*» (siehe S. 76). Innenohr und Gleichgewichtsorgan schwimmen in knöchernen Kanälen, die mit Flüssigkeit (Perilymphe) gefüllt sind. Diese Perilymphe setzt sich durch den «Ductus perilymphaticus» (auch «Aquaeductus cochleae» genannt) in den Liquorraum des Schädels fort. Auch die Endolymphe, also die innere Flüssigkeit der Schnecke, in der sich die Brandungswelle beim Hören vollzieht (vgl. Abb. 9, S. 22), pflanzt sich als Druckwelle über den Ductus endolymphaticus in den Liqourraum des Schädels fort (vgl. Abb. 8, S. 20). Eine dritte Verbindung ist der Meatus acusticus internus (Innerer Gehörgang).[162]

Die hydrodynamischen Beziehungen zwischen den Flüssigkeitsräumen des Innenohres und den Liquorräumen des Gehirns sind heute unbestritten. «Der intrakranielle Liquordruck kann sich unmittelbar auf die Labyrinthflüssigkeit fortsetzen.»[163] Der Druck wird dabei in erster Linie über den Ductus perilymphaticus und auch über den Ductus endolymphaticus übertragen.[164]

Die anatomischen und physiologischen Voraussetzungen, von denen Rudolf Steiner in seiner Erklärung des Musik-Erlebens ausgeht, sind also durch die inzwischen bekannten naturwissenschaftlichen Befunde gegeben. Während sich Steiner für die Atembewegung des Liquors auf die seinerzeit schon vorliegende Forschung stützten konnte, waren Wechselwirkungen zwischen Liquordruck und Innenohr seinerzeit noch nicht nachgewiesen. Hiermit wird seine Angabe aber retrospektiv naturwissenschaftlich bestätigt.[165]

Die Atmung zwischen Leben und Bewusstsein

Das Gehirnwasser wird vor allem in den Aderhautgeflechten (Plexus choreoidei), die im Innern des Gehirns auf dem Boden der vier Gehirnkammern (Ventrikel) liegen, gebildet (Abb. 25, S. 78). Diese Organe verwandeln das arterielle Blut einerseits in Gehirnwasser, andererseits in venöses Blut.[166]

Das Gehirnwasser des gesunden Menschen erscheint – vor das Licht gehalten – als wasserklare Flüssigkeit. Es enthält nichts mehr von dem, was das Blut zu einer Leben tragenden, den Stoffwechsel versorgenden Substanz macht. Es fehlen ihm die roten und die weißen Blutzellen, die Eiweiße sind entfernt, die Nährstoffe ebenso. Lediglich im Mikrobereich, also tausendfach verringert, sind noch Eiweiße des Blutes nachweisbar.

Zucker und Kochsalz sind die einzigen Stoffe, die in einer dem Blutgehalt vergleichbaren Menge im Liquor vorhanden sind.[167]

Sowohl das *Venenblut* als auch das *Gehirnwasser* sind in ihrer Bewegung abhängig von der Atmung. Wem die Zornader als Hautvene auf der Stirn hervortritt, der bringt durch die Stauung seiner Ausatmung *den venösen Fluss im ganzen Körper zum Stillstand.* Die arterielle Durchblutung ist hingegen von der Atembewegung unabhängig. Bei der vitalen Bedeutung der arteriellen Durchblutung wäre es nicht mit dem Leben vereinbar, wenn jeder Schreck oder Zorn, der die Atmung anhält, die arterielle Blutversorgung so unterbrechen würde, wie das bei der venösen Zirkulation der Fall ist.[168]

Im Schreck ergreift ein Bewusstseinseinschlag vom Sinnes-Nerven-System aus unvermittelt die Blutbewegung. Das Venenblut steht still, das Gehirnwasser erstarrt kurz wie zu einem «durchsichtigen Kristall». Dieselbe Dynamik ergibt sich, wenn wir uns scharf konzentrieren, etwa für die Lösung einer schwierigen Rechenaufgabe. Der Leser mache selbst das Experiment. Er beobachte, wie die Atmung reagiert, wenn man im Kopf rechnen will: «17 x 29 = ?»

Die Steigerung der Denkaktivität geht mit einer Verlangsamung oder Unterbrechung der Atembewegung einher. Dies führt, wie gesagt, zu einer Strömungsverlangsamung bis zum Stillstand des venösen Abstroms aus dem Gehirn. Dies muss wiederum eine Anhäufung von Abbauprodukten, z.B. Kohlensäure, und also eine Ansäuerung des Gewebestoffwechsels zur Folge haben. Atemanhalten bedeutet mit anderen Worten, dass die Ablagerungstendenz, der Sal-Prozess des Gehirns, funktionell gesteigert wird.

Die Qualitäten des arteriellen und des venösen Blutes können goetheanistisch und geisteswissenschaftlich von verschiedenen Seiten aus betrachtet werden. Für die ärztliche Erfahrung ist ein arterieller Gefäßverschluss für das betroffene Organ der Tod des Gewebes. Wir haben als Ärzte und Pflegende den Patienten mit dem erst *weiß*, dann *blau* und schließlich *schwarz* werdenden Fuß vor Augen; wir denken an den Herzinfarkt. Die venöse Abflussstörung hat viel seltener derart direkte vitale

Folgen. Von dieser Seite her denkt Rudolf Steiner, wenn er das arterielle Blut *dem Leben, den Aufbauprozessen* und das venöse Blut im Hinblick auf die Stoffwechsel-Endprodukte des körpereigenen Abbaus dem Tod, den Abbauprozessen zuordnet. Die Lebenskräfte des Kosmos wirken durch die Einatmung im arteriellen, die abbauenden Todeskräfte der Erde durch den Stoffwechsel im venösen Blut.[169] Im arteriellen Blut sind der Ätherleib und das Seelisch-Geistige des Menschen mehr in den physischen Leib aufgesogen zu denken. Im venösen Blut ist der Ätherleib vom physischen Leib mehr gelockert, um sich in der Ausatmung von ihm zu lösen.

In der Art, wie die Atmung die Bewegung des Venenblutes und des Gehirnwassers gestaltet und beherrscht, erfassen wir die Aktion des in der Luft beheimateten Astralleibes, eingreifend in die physisch-ätherischen Prozesse.[170] Hier ist nun der Schritt zur imaginativen Bildgestaltung notwendig.

Eine imaginative Physiologie der Atemdynamik des Gehirns

Ein von Rudolf Steiner oft gebrauchtes Bild für den Ätherleib ist das *des Bildhauers des physischen Leibes*. Weit mehr als ein bloßer Vergleich, führt dieses Bild das Denken in die imaginative, das heißt in die schaffende Wirklichkeit der ätherischen Bildekräfte.

Denken wir uns einen Bildhauer, etwa Michelangelo, auf dem Höhepunkt seines Schaffens. Eine große Werkstatt, viele Mitarbeiter, eine gesicherte Auftragslage. Die Meißel hängen von den Gehilfen stets frisch geschliffen an ihrem Platz; Arbeiter seines Vertrauens begleiten den Transport der Marmorblöcke von Carrara nach Florenz. Das kann ein Bild sein für den Ätherleib im arteriellen Blut. Alles ist vorhanden, was der Bildhauer braucht: Nährstoffe, Sauerstoff, immer neue Erythrozyten und andere Blutzellen. Alles Abgebaute wird von Mitarbeitern entsorgt, alles ist frisch für den Bildhauer zur Hand, der – voller innerer Bilder, die er aus dem Kosmos einatmet – mit Tatendrang die Formen der physischen Organe schafft. Nun ereignet sich aber etwas Unerhörtes.

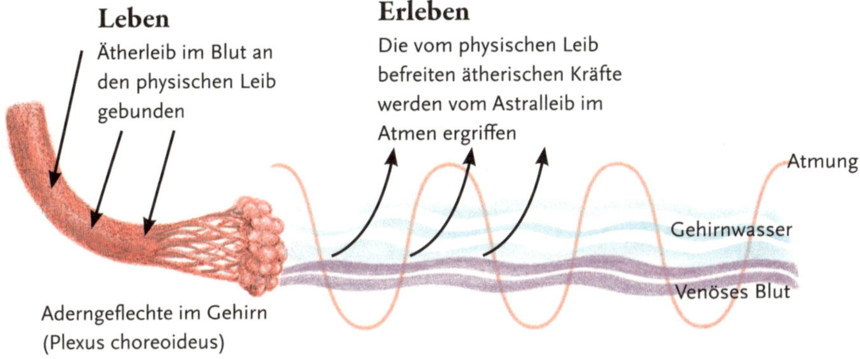

Abb. 29: Die Metamorphose der Bildekräfte in der Liquorbildung und -bewegung. Die arterielle Strömung ist primär stoffwechsel- und herzabhängig. Die venöse Strömung und die Liquorbewegung ist primär atem- und bewusstseinsabhängig (siehe Text); Zeichnung: Edgar Bayer.

Der Meister betritt eines Morgens seine Werkstatt und findet sie – leer! Skulpturen, Steine, das Werkzeug – alles haben Einbrecher in der Nacht geraubt! In diese Situation gerät der Ätherleib, wenn er vom arteriellen Blut durch den Plexus choreoideus *in den Liquor hineinströmt*. Nichts ist mehr vorhanden, womit der Ätherleib im physischen Leib aufbauend tätig sein kann, er greift im Gehirnwasser *ins Leere*. – In diesem Moment wird seine Bewegung aber vom *Astralleib* atmend ergriffen. Der Ätherleib erwacht im Atmen des Astralleibes zum Bewusstsein, zum *«Er-leben»* (siehe Abb. 29).

Es ist der Astralleib selbst, der im Plexus choreoideus alle Vitalität aus dem Blut heraussaugt. Er entzieht dem physischen Leib das Leben, um es in sich selbst als Erlebnis, als innere Bilderwelt, zu eratmen. Er will das Leben fühlen. Indem es hier frei ist vom physischen Leib, ist das Ich im Astralleib auch frei in den Formen, die es dem Leben in Bildern, Gedankenformen und Klanggestaltungen geben will. Die Freiheit der Bildgestaltung im Denken hat hier ihre physiologische Grundlage. Der Mensch hat die Bildekräfte frei zu Verfügung, die er im Haupt dem physischen Leib entreißt. *«Dadurch, dass sie [die Materie] sich [im Auftrieb] in so hohem Grade [ausschaltet], sind wir in der Lage, wirksam sein zu lassen in besonderem*

Maße für unser Gehirn unseren Ätherleib. Der kann tun, was er will, weil er nicht beirrt wird durch die Schwere der Materie.»[171] Wir hatten schon im ersten Kapitel Gelegenheit, dieses Verhalten des Ätherleibs auch in der Sinnestätigkeit von Auge und Ohr zu erfassen (S. 14 ff.).

Die Atmung als Organ des schöpferischen Denkens

In der Bildung und Strömung des Liquors trennen sich Astralleib und Ich gemeinsam mit dem Ätherleib vom physischen Leib. Diesen Vorgang vollzieht aber der Mensch als *ganzer* radikal, wenn er über die Schwelle des Todes geht. Ätherleib, Astralleib und Ich bleiben im Todesaugenblick vereint. Der physische Leib löst sich ab. Das Erwachen, das dem Menschen dadurch zuteil wird, reicht dann allerdings in andere Tiefen des Daseins. Denn seine Lunge, sein Herz, das ganze Willenssystem der Stoffwechselorgane werden alle im Augenblick des Todes sozusagen «Gehirn». Überall dort, wo im Leben Schlaf und Vergessen gewaltet hatte, *erwacht* der Mensch, weil der sterbende Leib das Leben freigibt.

In dem höchst eigenartig geformten Raum der Liquor-gefüllten Gehirnventrikel, der den Auftrieb des Liquors in einer *hohlen Vogelgestalt* plastisch verbildlicht, lebt der Mensch in den schöpferischen Kräften, die er dem Leib entzieht (Abb. 30).

Hier liegt das Geheimnis des «Todes mitten im Leben», dem wir das Wachbewusstsein unseres Denkens und das Erleben der aus dem Tode auferstehenden schöpferischen Bildekräfte verdanken. Goethe hat lebenslang geübt, diese Kräfte der schöpferischen Fantasie zum Erkenntnisorgan für das Leben der organischen Welt zu entwickeln. Im Alter erlangte er eine Inspiration des Lebens im Tode *bei Betrachtung von Schillers Schädel:*

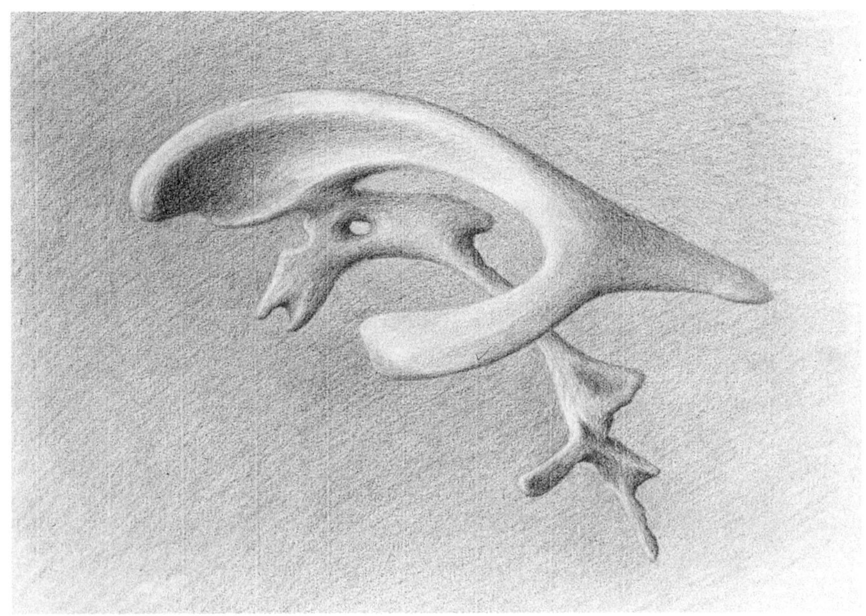

Abb. 30: Ausguss der Gehirnwasserkammern von der Seite gesehen (links = vorne). Zeichnung (nach einem Modell) von Daniel Moreau. Vgl. Abb. 24, S. 78.

Im ernsten Beinhaus war's, wo ich beschaute,
Wie Schädel Schädeln angeordnet passten;
Die alte Zeit gedacht ich, die ergraute.
…
Ihr Müden also lagt vergebens nieder,
Nicht Ruh' im Grabe ließ man euch, vertrieben
Seid ihr herauf zum lichten Tage wieder,
Und niemand kann die dürre Schale lieben,
Welch herrlich edlen Kern sie auch bewahrte.
Doch mir Adepten war die Schrift geschrieben,
Die heil'gen Sinn nicht jedem offenbarte,
Als ich inmitten solcher starren Menge
Unschätzbar herrlich ein Gebild gewahrte,
Dass in des Raumes Moderkält' und Enge
Ich frei und wärmefühlend mich erquickte,

Als ob ein Lebensquell dem Tod entspränge.
Wie mich geheimnisvoll die Form entzückte!
Die gottgedachte Spur, die sich erhalten!
Ein Blick, der mich an jenes Meer entrückte,
Das flutend strömt gesteigerte Gestalten.
...[172]

«*Als ob ein Lebensquell dem Tod entspränge ... Ein Blick, der mich an jenes Meer entrückte, das flutend strömt gesteigerte Gestalten ...*» Die Imagination der ätherischen Welt geht dem Dichter auf – das geistige Meer des Lebens, aus dem flutend die Gestalten hervorströmen. Goethe wurde hier durch die dichterische Inspiration in die zweite Region des Geisterlandes versetzt, wie sie in der *Theosophie* Rudolf Steiners beschrieben wird. Hier sind die schaffenden Urbilder des Lebens. «Aber dieses Leben bildet hier eine vollkommene Einheit. Als flüssiges Element durchströmt es die Welt des Geistes ... Fließendes Leben, aus Gedankenstoff gebildet, so könnte man diese zweite Stufe des ‹Geisterlandes› bezeichnen ... Solange man in physischer Verkörperung die Welt beobachtet, erscheint das Leben an einzelne *Lebewesen* gebunden. Im Geisterland ist es davon losgelöst und durchfließt als Lebensblut gleichsam das ganze Land. Es ist da die lebendige Einheit, die in allem vorhanden ist.»[173]

Die erste Stufe solcher imaginativen Lebenserkenntnis hat Goethe naturwissenschaftlich in seinem organischen Typus entwickelt, der sich physisch in wandelbaren Metamorphosen auslebt. Diese innerlich lebendige Idee, z.B. die der Urpflanze, charakterisiert Rudolf Steiner mehrfach als eine «*flüssige*» Idee, die für das organische Erkennen in die physischen Metamorphosen gleichsam einfließt.[174] Dieser goethesche Typus ist Steiner zufolge nicht mit dem an das *Gehirn* gebundene Denken zu erfassen, sondern er kann nur mit leib-befreitem Denken in der *Atembewegung des Gehirnwassers* erfasst werden, dem Instrument des schöpferischen Bewusstseins. «Abstrakte Gedanken sind noch durchaus an das Nervenleben gebunden, aber das Bildhafte ist an das Atmungsleben gebunden. So dass man sagen kann: Hier haben wir das bildende Leben. – Wir haben also, indem wir atmen, bildendes Leben in uns.»[175]

Atmen mit Farben und Tönen

Wie der Wissenschaftler das Denken durch die Atemschwingung zum Leben erwecken kann, so belebt der Künstler mit ihr die *Sinnesprozesse.*[176] Wenn der Liquor im Einatmen aufsteigt, so strömt er in der Dura-Scheide des Sehnerven nach vorn zu den Augen.[177] Im Ausatmen strömt er vom Auge hinweg nach innen (siehe Abb. 31). Ohne mit dem Auge zu atmen, sehen wir «Rot» als Farbe, die wir registrieren. *Atmen* wir mit dem Rot, dann erwachen wir zu seiner sinnlich-sittlichen Qualität. Wir erleben, wie es auf uns zukommt, es wird lebendige Tätigkeit. Wir erleben das Blau, wie es von uns wegzieht in die Weite.[178] Wir nehmen fühlend teil an der seelischen Dynamik der Farbe, wenn die Atmung, vom Nervenprozess erregt, dem Blutprozess des Stoffwechsels in der Netzhaut begegnet.

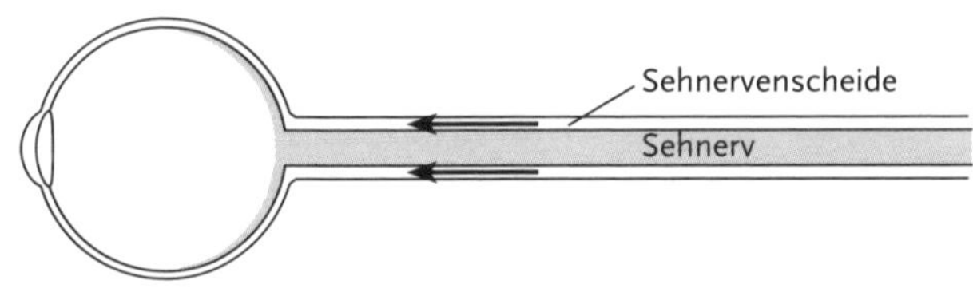

Einatmen

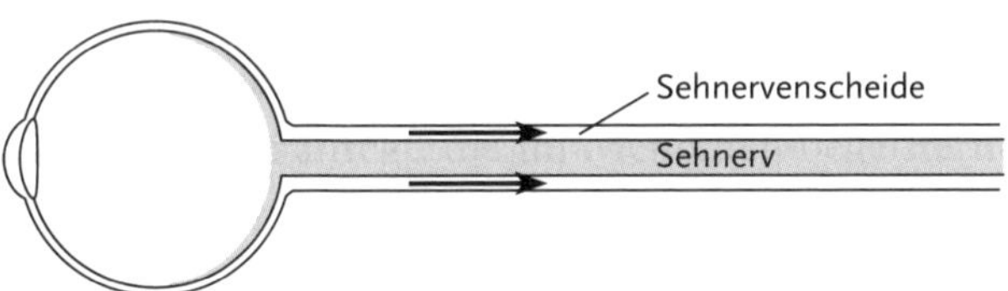

Ausatmen

Abb. 31: Die Liquorbewegung im Sehnerv beim Atmen

Entsprechendes gilt für das Ohr: Zwei Töne können wir in ihrer unterschiedlichen Höhe mittels Ohr und Gehirn wahrnehmen. *Atmen* wir mit ihnen, indem die Liquorbewegung sich über den Ductus perilymphaticus

(Aquaeductus cochleae) und den Ductus endolymphaticus bis ins Innenohr fortsetzt (Abb. 8, S. 20; vgl. auch S. 85), dann erleben wir zwischen den Tönen die Bewegungsgeste des Intervalls im melodischen Bewusstsein als Terz, Quart usw. In den Bewegungsgesten der Intervalle erlebt der Musiker mit der Empfindungsseele seines Astralleibes die Dynamik des Klangäthers.

Der Instrumentalmusiker und der Dirigent singen die Melodie ihrer inneren Vorstellung gemäß mit. Auch der engagierte Genießer der Musik singt innerlich mit. *Er schaltet also Kehlkopf und Atmung in den Hörvorgang ein: Er gibt den freien Lebenskräften des Liquors vom Kehlkopf aus die Gestaltungen, die er dann als Instrumentalkünstler über die Gliedmaßen auf sein Instrument überträgt.* So begegnen und durchdringen einander im Liquor-Atem der *gestaltete* Klangäther vom Ohr her aus der Außenwelt und der *gestaltende*, vom Kehlkopf ausgehende Klangäther. Sinnes-Vorstellungs-Prozess und Willenstätigkeit treten atmend in Wechselwirkung.[179]

Die musikalische Artikulation und Phrasierung durch die Atmung

An folgendem Beispiel aus Beethovens Violinkonzert soll sich zeigen, wie die Atmung eine Melodie phrasieren kann.

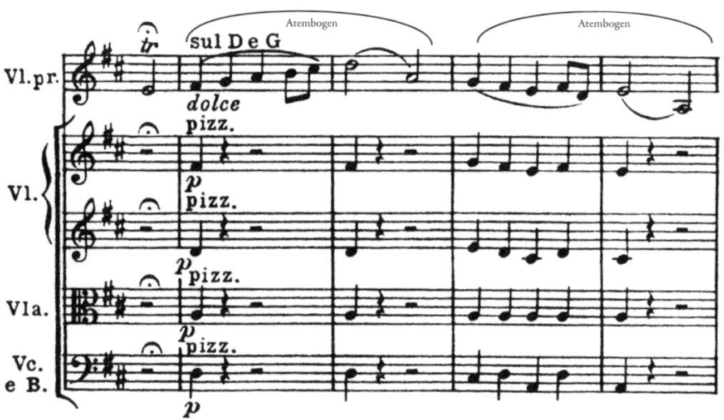

Beispiel 4: Ludwig van Beethoven, Violinkonzert Op. 61

Der Geiger wird diese vier Takte innerlich in zwei Atembögen singen («phrasieren»), die sich jeweils über je zwei Takte spannen.[180]

Zwischen Innenohr und Gehirnwasser geht dabei das Folgende vor sich: Mit der Einatmung steigt das Gehirnwasser hinauf. Mit dem inneren Singen, welches der äußeren Ausführung parallel geht, trägt der Musiker den ins Ohr gelangenden Tönen die inneren Gestaltungsimpulse seiner musikalischen Fantasie vom Kehlkopf aus entgegen. Damit begegnen die sieben Brandungswellen im Innenohr, die von den sieben Tönen der Geige erregt werden, *einem einzigen Liquor-Abstrom*; sie gehen in ihm wie in ihrem «gemeinsamen Ätherleib» auf. Sie werden im Legato zu einem in sich gegliederten, lebendigen Organismus. Im Idealfall – das heißt nach genügender Übung – hört der Musiker genau das von außen, was er innerlich «gesungen» hat. Der Klangätherstrom erstirbt nicht zur bloßen Tonwahrnehmung oder -vorstellung, wie im unmusikalischen Hören im Nervenprozess des Gehirns. Er wird im freien Ätherstrom der Liquoratmung aus dem inneren Singen gestaltet. Der Musiker ist es selbst, der hier im Sinne Goethes «flutend strömt gesteigerte Gestalten» (S. 92).

Abb. 32 (S. 97) zeigt, wie ein griechischer Bildhauer diesen Prozess des Ätherkopfes imaginativ gestaltete – ein eindrucksvolles plastisches Bild des musikalischen Hörens.

Legato und Staccato

Wer eine Melodie phrasiert und artikuliert, *plastiziert* den melodischen Strom.

Die kopfartig-formende Kraft des Kehlkopfes im Klangäther ist darin gut zu beobachten. Zwei polare Gestaltungsprinzipien sind hierbei «Legato» und «Staccato». In dem vorigen Beispiel aus dem Violinkonzert von Beethoven gestaltet der Geiger plastisch gesehen zwei in sich geschlossene, lebendige, polar gewölbte Flächen.

Im *Staccato* ragen spitze, – isoliert herausragende – plastische Elemente hervor, wie etwa in dem folgenden Beispiel:

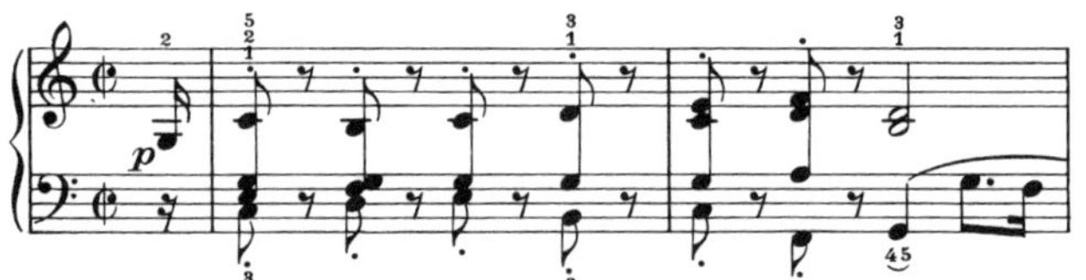

Beispiel 5: Ludwig van Beethoven, Klaviersonate Op. 14, Nr. 2, Andante

Wie gestaltet die Atmung ein solches Staccato-Motiv? Bei jedem Ton wird die Atmung angehalten. Die Liquorwelle der Atmung steht mit jeder Brandung einer Wanderwelle im Innenohr still. Sie wird zum Abbild der Innenohrwelle. Im Vergleich zum Legato, wo wir etwas träumen, wirkt das Staccato aufweckend. Dies beruht darauf, dass jetzt die Atmung mit der Liquorbewegung nach jedem Ton erstarrt. Das Abbrechen des physischen Klangs zwischen den Tönen erlebt der Astralleib qualitativ wie Todesmomente, an denen er gesteigert erwacht. Im Staccato folgt die Atmung den einzelnen Tonereignissen des Ohres; sie tritt den Tönen nicht wie im «Legato» Einheit stiftend gegenüber, sondern passt sich dem Sinnesnerven-Vorgang an, wird mit ihm eins. Im *Legato* taucht der Astralleib unter in den Ätherleib – ein *Ganzes* entsteht. Im Staccato rückt er hinauf in die Sinnestätigkeit und erwacht im Zerfall zu einzelnen Tönen.

So erfassen wir zunächst den obersten Bereich des Musikalischen – das melodische Gestalten – geisteswissenschaftlich: «Das eigentlich melodiöse Element ist ... gut zu vergleichen dem plastischen Element. Nicht wahr, das plastische Element ist räumlich angeordnet, das melodiöse Element ist zeitlich angeordnet. Aber wer ein reges Gefühl für diese zeitliche Orientierung hat, der wird darauf kommen, dass im melodiösen Element eine Art zeitlicher Plastik enthalten ist.»[181]

Die musikalische Atmung kann sich aber auch von ihrer physischen Grundlage lösen und *leibfrei* im rein Seelischen tätig sein. Was ursprünglich in der gesanglichen Gestaltung im physisch-ätherischen Leib verankert ist, benutzt dann der Musiker *unabhängig* von der physischen Atmung. So, wenn etwa ein Dirigent oder Pianist legato und staccato gleichzeitig gestaltet:

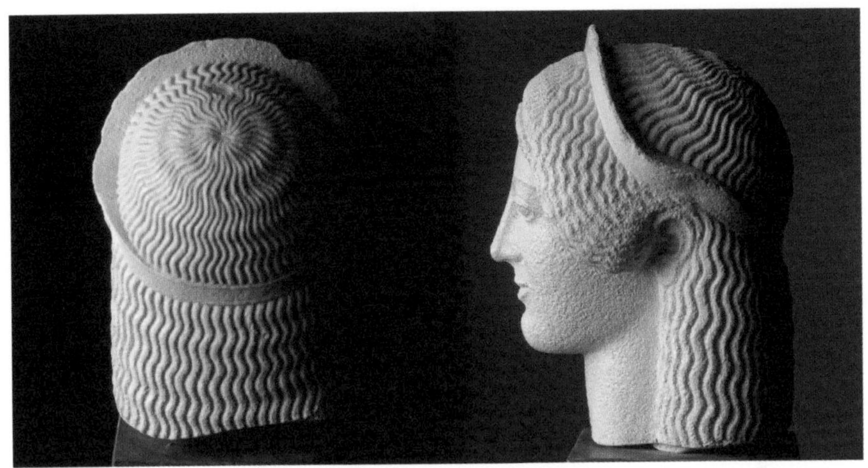

Abb. 32: Sphinx vom Aphaia-Tempel, Ägina. Foto nach einem Abguss von Marco Bindelli.

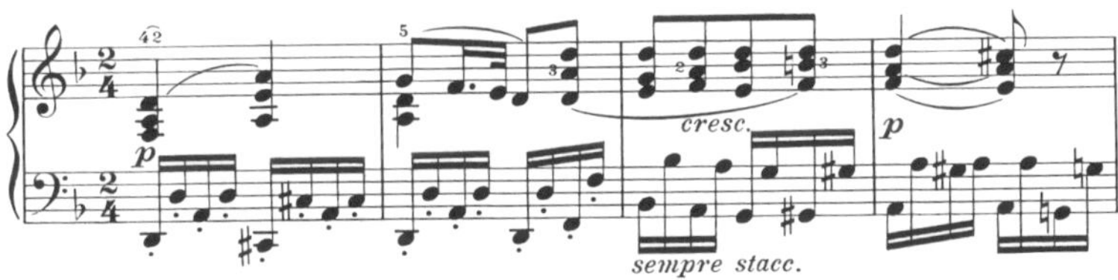

Beispiel 6: Ludwig van Beethoven, Klaviersonate Op. 28, 2. Satz

oder wenn ein Pianist oder Organist eine Fuge spielt, bei der er mehrere «Gesänge» in ihren verschiedenen Atemphasen *gleichzeitig* gestaltet. Damit rückt polyphone Musik stärker in die Sphäre des Gedanklichen. Wenn ein Staccato in einer Geschwindigkeit verläuft, die mit der physischen Atmung gar nicht nachvollziehbar ist, ergreift das Ich in der gestaltenden Empfindungsseele nur die übergeordneten Phrasierungsbögen dieser Passage – rein seelisch – in Gesten, die der Astralleib von der gesanglichen Atemführung «gelernt» hat.

«Dionysos» oder die Atmung nach unten

Die Atmung als Prozess der Mitte muss beim Musiker ebenso weit *hinunter*reichen, wie sie *hinauf*reicht; sie schwingt im griechischen Bild-Erleben, das von Schiller und Nietzsche weiterentwickelt wurde, zwischen «Apollo» und «Dionysos».[182] In den unteren Menschen taucht die Atmung schlafend ein in die aufbauende, physiologisch schaffende Musik, die die unendlich vielen biochemischen «Informationsprozesse» und hormonellen Wechselwirkungen aufeinander abstimmt, die im Chemismus der Leber die Eiweißsynthese und den Abbau betreibt, die auch embryonal den Leib zum «musikalischen Bau des Menschen» gestaltet hat: die geistige Musik, die im Stoffwechsel lebt. «Ehe der Musiker hinaustönt in die Welt seine Töne, hat das musikalische Wesen selbst das Wesen des Musikers ergriffen und zuerst eingekörpert, eingestaltet in sein menschliches Wesen das Musikalische, und der Musiker offenbart dasjenige, was erst die Weltenharmonie in die Untergründe seines Seelischen unbewusst hineingelegt hat. Und darauf beruht die geheimnisvolle Wirkung der Musik.»[183]

Wie erwacht diese *innere*, geistig-schaffende Musik des unteren Menschen in der musikalischen Atmung? Hier, wo sie nicht als Melodie apollinisch in sprachlicher Diktion im Licht lebt, sondern wo ihre drängenden Strebungen in Harmoniewechseln und Rhythmen aufsteigen, in denen die dionysischen Lebensprozesse des Wachstums, der Erneuerung der Reproduktion in seelischer Dynamik gestaltet werden wollen? Aus dieser Welt bringen Komponisten neue Musik hervor, selbst wenn sie ertaubt sind, wie Beethoven.

Wo das Leben der Stoffwechselprozesse vom Schlafen in die träumende Atmung übergeht und in Gefühlen und Trieben erscheint, haben wir eine polare Metamorphose vor uns zu derjenigen, durch die sich das Blut in Gehirnwasser verwandelt. Das Gewebewasser als Träger der Stoffwechseltätigkeit tritt über die Poren der venösen Kapillaren in die Blutgefäße ein: Hier wird Blut *gebildet* – nicht überwunden wie im Gehirn. Dieser Vorgang ist in meinem Buch *Die Blutbewegung und das Herz* ausführlicher entwickelt.

Welche Phänomene finden wir zunächst, wenn die lebendige Gewebeflüssigkeit der Mikrozirkulation durch die Kapillaren in die venöse Blutbahn eintritt?

Die langsame, pflanzenartige Bewegung im Leben der Organe wird mit dem Eintritt in die Kapillaren und Venen zunehmend *beschleunigt*.

Die *ungerichteten*, in viele Richtungen gleichzeitig verlaufenden Bewegungen gehen über in eine *gerichtete* Strömung.

Das *farblose* Gewebewasser wird *farbig*, es geht über in die blau-violette venöse Zirkulation.

Wir können uns künstlerisch in diese Flüssigkeitsbewegung hineinversetzen, sodass wir uns ganz mit ihr *identifizieren*. Wir können uns vorstellen, wie uns zumute ist, wenn wir als Taucher im trägen Gewebewasser unterwegs sind und – plötzlich werden wir durch ein Loch in ein Blutgefäß hineingesogen! Unerwartet sind wir von einer Strömung ergriffen, die uns in ihre Richtung zwingt, zugleich fühlen wir uns gefangen im Innenraum einer Röhre und in einem überraschend farbigen «Gewässer»! «Es gibt eine zarte Empirie, die sich mit dem Gegenstand innigst identisch macht und dadurch zur eigentlichen Theorie wird.»[184]

Gewebewasser		*Strömung in der Vene*
sehr langsam	⟶	zunehmend beschleunigt
ungerichtet	⟶	gerichtet
farblos	⟶	farbig blauviolett
unbegrenzt	⟶	Innenraum

Diese Verwandlung der Strömung können wir mit jener Metamorphose vergleichen, die sich im Entwicklungsprozess einer Blütenpflanze vollzieht: Nach den grünen Blättern, in denen der Stoffwechsel der Pflanze lebt, entwickelt sich eine Blüte. In ihr wendet sich die Pflanze mit *Farbe, Duft, Nektar* und vielfach auch *Innenraumbildungen* an die sehenden, riechenden und schmeckenden Insekten. Beim Übertritt des Gewebewassers in die Kapillaren des Blutkreislaufs zeigt der Vergleich mit der Blütenpflanze:

In der Beschleunigung der Strömung,
in der gerichteten Bewegung der Strömung,
in den Innenraum durch die Gefäßwand,
in der Farbe
sprechen sich wie in der Blüte Urphänomene der Beseelung des Lebens aus; wir haben die Bilde-Gesten und darin den Typus des Astralleibs vor uns.

Die Modulation der venösen Strömung durch die Atmung

Für diese Deutung spricht, dass die Blutbewegung in den Venen von der *Atembewegung* moduliert wird (Abb. 33): Die Dynamik des absteigenden Zwerchfells lässt den Druck im Bauchraum beim Einatmen ansteigen und im Ausatmen abfallen. Wenn im Schreck die Einatmung stillsteht, steht auch das Blut in den Venen still – «das Blut gefriert in den Adern» sagt man, durchaus mit einem gewissen Recht. Dem Wütenden schwillt die «Zornader» – also eine Vene der Stirnhaut, die sich durch die gestaute Ausatmung nicht entleert und daher anschwillt. Die Atmung als Träger des Astralleibs ergreift die Blutbewegung.

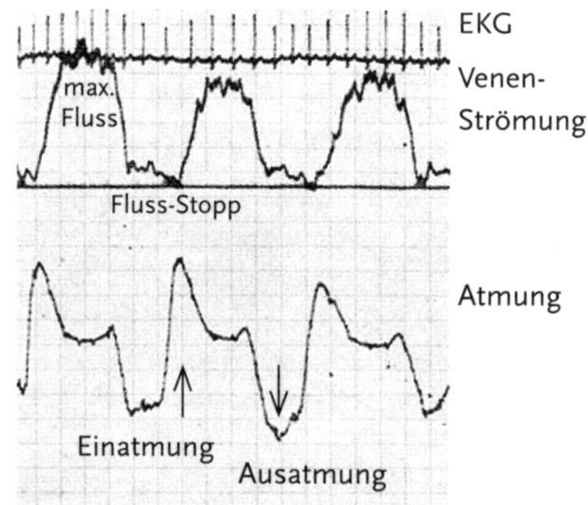

Abb. 33: Die Ultraschall-Doppler-Untersuchung der Venen-Strömung (V. femoralis) zeigt ihre Abhängigkeit von der Atmung. Die Einatmung bringt das Blut zum Stillstand, die Ausatmung lässt es fließen. (4)

Die Wesensglieder beim Eintritt des Gewebewassers in die Kapillaren

Im Gewebewasser der Organgewebe ist der Ätherleib völlig an den Stoffwechsel des physischen Leibes hingegeben und an ihn gebunden. Sobald das Gewebewasser in die Kapillargefäße hineinströmt, wird es aber durch die Gefäßwand vom Austausch mit der Mikrozirkulation des Gewebes *ausgeschlossen*. Das bedeutet: Die Bildekräfte des Ätherleibes im Blut werden durch die Gefäßwand an ihrer Tätigkeit im Stoffwechsel des Gewebewassers gehindert. Auch das farbige Blütenblatt kann keine Photosynthese mehr betreiben! Vom physischen Prozess weitgehend getrennt, das heißt aus dem physischen Leib gelockert, wird das ätherische Leben im Innenraum der Gefäße von der Atemdynamik des Astralleibs ergriffen: Das Leben erwacht zum *Er-leben*, zum *Fühlen* (Abb. 34, S.).[185]

Im Gewebewasser ist der Astralleib mit seiner «Nachtseite» dienend im Stoffwechsel tätig und schlafend in der Bereitstellung der Energie für die *Willenskräfte*. Durch die Bildung der Blutgefäße hebt der Astralleib den Ätherleib in den träumenden Zustand des Fühlens, er erwacht zum Fühlen seines Willens. «[Da], wo das Chaos der Gewebeflüssigkeit übergeht in die regelmäßige rhythmische Betätigung des Zirkulationssystems, in dem lebt sich ja physisch aus dasjenige, was menschliche Willenstätigkeit ist. Willenstätigkeit – die man wiederum jetzt genau unterscheiden muss vom äußeren Tun ...»[186] In dem Vortrag «Blut ist ein ganz besonderer Saft» beschreibt Rudolf Steiner diesen Vorgang unter dem Gesichtspunkt der Evolution: «Ebenso wie der Ätherleib in seiner Umgestaltung den Astralleib hervorruft, wie zum sympathischen Nervensystem das Rückenmark- und Gehirnsystem hinzukommen, so bewirkt dasjenige, was von dem Ätherleibe nach Aufnahme der niederen Säftezirkulation herausgewachsen und frei geworden ist, die Umsetzung der niederen Säfte in das, was wir Blut nennen.»[187]

Wie spiegelt sich der Einstrom ins Herz im Bewusstsein?

Wie im Gewebewasser der Ätherleib den physischen Leib durch den Stoffwechsel beherrscht, so beherrscht der Astralleib die Blutbewegung im Gefäßsystem, und zwar über die Atmung im venösen System, über die Gefäßnerven im arteriellen System. Wie dringen wir vor zum Herzen als dem Organ des Ich?

Aus der unteren und der oberen Hohlvene strömt das Blut mit der höchsten Geschwindigkeit in den Vorhof und die Kammer des rechten Herzens. Entsprechend vollzieht sich der Einstrom aus den Lungenvenen ins linke Herz: Die Geschwindigkeit der venösen Rückströmung ist im diastolischen Einstrom ins Herz am Höhepunkt, um gleich darauf kurz innezuhalten im «Kopfpol» des Blutkreislaufs. Was geschieht hierbei zwischen Astralleib und Ich?

Das dunkelviolette Blut, das in die Lunge strömt, das dann aus dem Sonnenlicht des Umkreises in der Einatmung errötet und sich im linken Herzen staut, begegnet dem venösen dunkel-violetten Blut im rechten Herzen, durch die Scheidewand getrennt. Was sich in der Peripherie der Kapillaren ineinander verwandelt, das trennt sich im Zentrum, im «Kopfpol» des Blutkreislaufs, um hier zu erwachen. Die Scherkräfte des Blutes an der Innenhaut (Endothel) der Blutgefäße und der Herzinnenhaut (Endocard) – sind sie nicht Metamorphosen jener Scherbewegungen der Brandungswelle im Innenohr?

Die Scherkräfte der Blutbewegung werden von der Innenhaut der Blutgefäße (Intima, Endothel) hoch sensibel wahrgenommen, was heute im Rahmen der Atherosklerose-Forschung molekularbiologisch minutiös erforscht ist. Die Endothel-Zellen reagieren auf die Strömungsgeschwindigkeit, den Rhythmus der Druckpulsationen derart, dass ein führender Endothelforscher die Sinnestätigkeit der Intima mit den äußeren Haarzellen des Innenohres vergleicht.[188] Wie in Kapitel 1 ausgeführt reagiert im Innenohr die Haarzelle auf die Scherkräfte der vom Ton ausgelösten Brandungswelle. Die äußere Haarzelle reagiert mit einer Muskelkontraktion auf die Auslenkung der Sinnes-Haare. Wir können Innenohr und

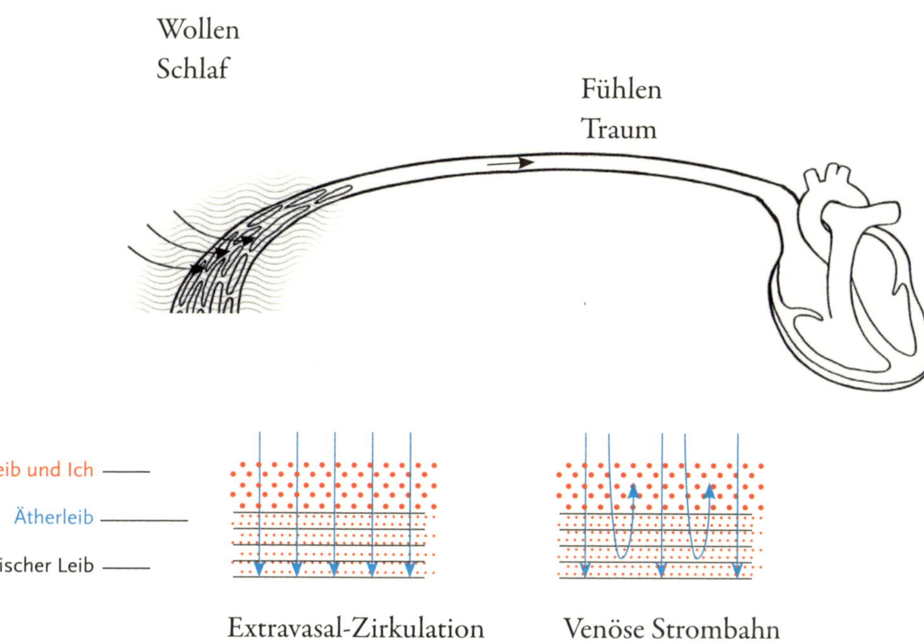

Abb. 34: Die Blutbewegung vom Leben zum Bewusstsein (siehe Text.)

Herz miteinander vergleichen, wobei wir uns bewusst sind, dass es sich im Innenohr um eine Druckwelle handelt, im Blutgefäßsystem und Herz aber um Volumen-Strömungen.

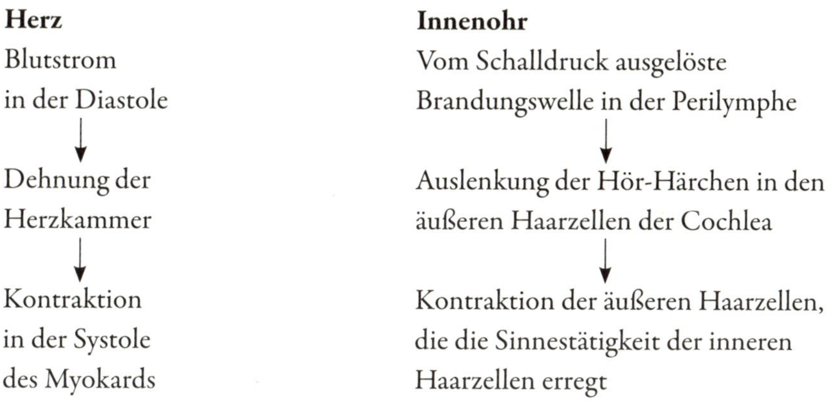

Herz	**Innenohr**
Blutstrom in der Diastole	Vom Schalldruck ausgelöste Brandungswelle in der Perilymphe
↓	↓
Dehnung der Herzkammer	Auslenkung der Hör-Härchen in den äußeren Haarzellen der Cochlea
↓	↓
Kontraktion in der Systole des Myokards	Kontraktion der äußeren Haarzellen, die die Sinnestätigkeit der inneren Haarzellen erregt

Mit den Blutgefäßen und dem Herzen schiebt sich also ein hörender Organprozess in die Bewegung des Blutes, der gewöhnlich unbewusst bleibt. Aus zwei polaren Atemprozessen, aus der inneren Atmung der Gewebe, die in die venösen Gefäße mündet, und aus der äußeren Atmung der Lunge strömen gleichzeitig *zwei Spiralen* ins Herz. In diesen Strömungs-Wirbeln der beiden Herzkammern erfassen wir bildhaft eine Metamorphose der beiden Innenohrschnecken.

Das Blut strömt erst laminar ein und wird dann mit der Umwendung in der Herzspitze zum Wirbel (siehe oben). Wenn der Wirbel vollendet ist, antwortet das diastolisch aufgeweitete Myokard mit der systolischen Kontraktion – so, wie die äußeren Haarzellen in den Spiralen des Innenohres auf die Bewegungswellen des Klanges mit Muskelkontraktionen antworten. Das muskuläre Zytoskelett der Haarzellen im Innenohr, das sich auf die «diastolisch» anbrandende Klangwelle «systolisch» kontrahiert, erweist sich umgekehrt als Herzprozess im Innenohr. Melodien hören heißt: «Sie schieben ... das Herz in den Kopf.»[189, 190]

Die Erfahrungswelt dieser Herztätigkeit liegt allerdings in Seelentiefen, in die der Mensch nur durch tiefe Besinnung und durch Meditation, durch *Erwachen im Träumen* vordringen kann. Während das Fühlen sich im Atmen erlebt, erwacht in der Fortsetzung der Atmung nach innen der Willenstraum des Ich im Herzen, es hört die Stimme des Gewissens[191].

Als Einweihungs-Erlebnis ist dies von Rudolf Steiner in dem Drama *Der Seelen Erwachen* als Meditation des Künstlers Johannes Thomasius dargestellt:

> ...
> Und wachendes Träumen
> Enthüllet den Seelen
> Verzaubertes Weben
> Des eigenen Wesens.[192]

Was Rudolf Steiner bzw. Johannes Thomasius aber als Repräsentant der Kunst hier ausspricht, findet sich wie ein Leitmotiv in zahlreichen Zeugnissen von Komponisten wieder. Sie beschreiben, wie sie sich bewusst an der Schwelle zur geistigen Welt nicht nur um ein höheres Bewusstsein, sondern auch moralisch um ein höheres Menschsein bemühen. «Und wachendes Träumen enthüllet den Seelen verzaubertes Weben des eigenen Wesens ...»: «Ich sehe nur», schreibt Wagner, «dass der meiner Natur ... normale Zustand die Exaltation ist, während die gemeine Ruhe ihr anormaler Zustand ist. In der Tat fühle ich mich nur wohl, wenn ich außer mir bin: dann bin ich ganz bei mir.» Engelbert Humperdinck spricht ebenfalls von einem «tranceähnlichen Zustand» ähnlich wie Max Bruch: «Mir sind die schönsten Melodien im Traum eingefallen ... wobei ich allerdings bei Bewusstsein blieb.» Brahms schreibt: «Wie schon erwähnt, befinde ich mich in einer tranceähnlichen Situation, wenn ich in diesen traumähnlichen Zustand falle – ein Schweben zwischen Schlafen und Wachen: ich bin wohl noch bei Bewusstsein, aber hart an der Grenze, das Bewusstsein zu verlieren. In solchen Augenblicken strömen die inspirierten Ideen ein ...» Aber er schreibt auch: «Wenn ich den Drang [zum Komponieren] in mir spüre, wende ich mich zunächst an meinen Schöpfer. ... Ich spüre unmittelbar danach Schwingungen, die mich ganz durchdringen ... in diesem Zustand sehe ich klar, was bei meiner üblichen Gemütslage dunkel ist ... Ich muss jedoch darauf achten, dass ich das Bewusstsein nicht verliere, sonst entschwinden die Ideen.»[193]

Rudolf Steiner spricht über musikalisches Komponieren das Folgende: «Der Inhalt des Musikalischen, er ist ja im Wesentlichen das melodiöse Element der Musik ... Melodien müssen einem einfallen. Wenn gegenwärtig von vielen Seiten her weniger Wert auf das melodiöse Element gelegt wird, so ist das eben auch nichts anderes als ein Charakteristikon des materialistischen Zeitalters. Es fällt den Leuten eben nicht genug ein.» Anschließend geht Rudolf Steiner auf das Träumen ein. Die Bilder seien dabei eher unwesentlich, das Wesentliche sei die Dynamik des Anschwellens und Abschwellens der Gefühle. «Nun vergleichen Sie einmal ... ernsthaft mit dem, was zugrunde liegt dem musikalischen Elemente, dann werden Sie in den Traumbildern nur etwas Unregelmäßiges haben; in dem Musikalischen haben Sie dasjenige, was ganz in der gleichen Art dieses Anschwellen, Abtönen und so weiter darstellt. Und wenn Sie diesen Forschungsweg verfolgen, dann werden Sie finden: Plastik, Zeichnungen, das ahmt nach die Form, in die wir uns einleben vom Aufwachen bis zum Einschlafen im Tageszustand. Melodien als dasjenige, was mit dem Musikalischen zusammenhängt, die geben uns die Erlebnisse des scheinbar ganz unbewussten Zustandes, die kommen als Reminiszenzen in unser Tagesleben hinein. Die Menschen wissen so wenig von dem eigentlichen Ursprung der musikalischen Themen, weil sie das, was in den musikalischen Themen sich auslebt, in der Zeit vom Einschlafen bis zum Aufwachen erleben.»[194] Was hier zur Einfühlung in eine pädagogische Psychologie ausgeführt wurde, formuliert Rudolf Steiner auch esoterischer – für den Komponisten – so: »Wenn es wahr ist, dass die Seele des Menschen zwischen zwei Verkörperungen ein Devachan hat, so dürfen wir auch sagen, dass die Seele während der Nacht schwelgt und lebt in dem flutenden Ton, als dem Element, aus dem sie eigentlich gewoben ist, das eigentlich ihre Heimat ist. Der schaffende Tonkünstler nun setzt den Rhythmus, die Harmonien und Melodien, die sich während der Nacht seinem Astralleib einprägen, um in einen physischen Ton. Unbewusst hat der Musiker das Vorbild der geistigen Welt, das er umsetzt in die physischen Klänge. Das ist der geheimnisvolle Zusammenhang zwischen der Musik, die hier im Physischen erklingt, und dem Hören der geistigen Musik in der Nacht ... So ist die Musik, die im Physischen erzeugt wird, ein Schatten, ein wirklicher Schatten von einer viel höheren Musik des Devachans.»[195]

Die Schwelle des Fühlens ist im musikalisch-künstlerischen Bewusstseinszustand der religiösen Hingabe und der Mystik nahe. Denn Musik hat als solche keinen Bezug zur äußeren Sinneswelt. Dafür hat sie – wie die Mystik – Bezug zur Sinnlichkeit des eigenen Leibes, zum Blut. Wir kommen damit auf den Anfang des Buches zurück, wo wir mit Schopenhauers Denken den Schritt von der Willensnatur der Musik in die Geisteswissenschaft getan haben. »In der Musik findet Schopenhauer das wahre Wesen und Weben des Chaos der Urtriebe. So war es für Schopenhauer nicht möglich, durch diese Scheinwelt der Vorstellung hinein zu dringen in das Wesen, das sich im Willen ausspricht, sondern das Wesen der Musik wurde für ihn eine Lösung des Welträtsels. Jeder, der in den Fragen der Mystik bekannt ist, weiß, wie jemand zu der Anschauung kommen kann, dass die Musik eine Lösung des Welträtsels biete ... Wenn wir hinaufdringen durch die Seelenwelt in die höheren geistigen Welten, so erklingt uns etwas von einer höheren Musik ... Die Bewegung der Sterne im Weltenraum, das Wachsen jeder Blume, das Fühlen der Menschen und Tiere erscheint wie ein klingendes Wort! ... Das, was Schopenhauer gefunden hat, ist ein Ausdruck für eine höhere Tatsache, etwas, was eine viel höhere Bedeutung hat, als was er darunter verstanden hat; denn bei ihm klingt es doch nur in das physische Ohr hinein. Manas [Geistselbst] nennen wir das Prinzip, das die Zeit überdauert und in das Ewige hineinreicht. Dieses Manas findet seinen physischen Ausdruck in den Tönen der Musik, die von der Außenwelt an uns herandringen. Schopenhauer hat etwas durchaus Richtiges ausgesprochen, und diesen Gedanken hat Nietzsche aufgenommen.»[196] Richard Wagner hat sich sein Leben lang im Schaffen seiner Opernwerke – spätestens vom Rheingold an bis zum Parsifal – mit der okkulten Physiologie des Blutes beschäftigt. Nach dem Vorangegangenen ahnen wir die Inspirations-Quellen, denen Wagner am Ende seines Lebens nahe kam, aus Rudolf Steiners Worten: »Der Ätherleib hängt mit allen Wallungen des Blutes zusammen. Richard Wagner hat das Geheimnis des gereinigten Blutes verstanden. In seinen Melodien liegen die Schwingungen, die im Ätherleibe des Menschen sein müssen, wenn er sich so läutert, wie es nötig ist, um das Geheimnis des Heiligen Gral zu empfangen.»[197]

Die Leier des Apoll: Vom Chemismus durch die Atmung ins Licht

In seiner *Geburt der Tragödie aus dem Geist der Musik* hat der junge, komponierende Friedrich Nietzsche, Schopenhauer und Richard Wagner im Rücken, die Idee des «Apollinischen» und «Dionysischen» entwickelt. Wir finden in dieser Ideenwelt aber auch Schillers *Briefe über die ästhetische Erziehung des Menschen* weiterentwickelt. Zwischen dem «Formtrieb» Apollos und dem «Stofftrieb» des Dionysos, zwischen Naturnotwendig-

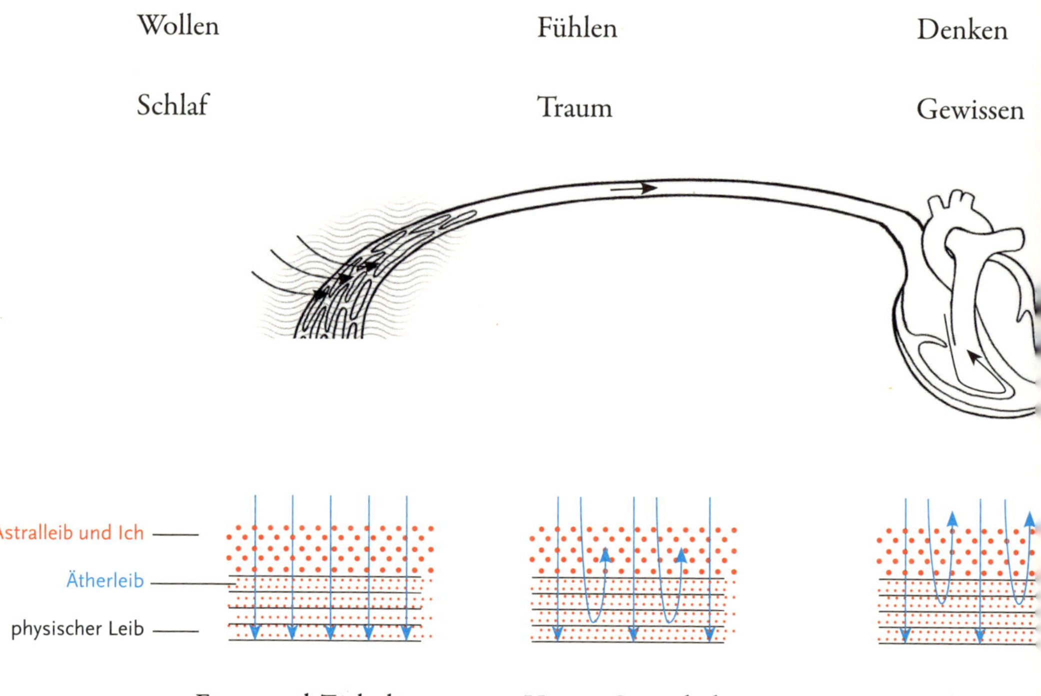

Abb. 35: Vom Leben zum Bewusstsein in der Blutbewegung und im Herzen.

keit und Vernunftnotwendigkeit, schafft der Künstler aus der Mitte des Menschen Kunst in Freiheit.[198]

Rudolf Steiner hat diese Impulse der naturwissenschaftlichen Anschauung zum Bewusstsein gebracht in seiner Lehre von der Dreigliederung der Lebensprozesse im physischen Menschen. So verwundert es nicht, dass er die Atembewegung des Gehirn-Rückenmarks-Wassers mehrfach als die «Leier des Apoll» bezeichnet.[199]

Blut und Nerv im musikalischen Hören

Nachdem wir den dionysischen Weg aus dem Stoffwechsel in die Blutzirkulation und das rechte Herz verfolgt und dabei den im Innern der Blutgefäße tätigen Astralleib als ein «Hören im Blut» erfasst haben, betrachten wir nun die Atmung, wie sie aus Licht und Luft von oben hinunter wirkt in den unteren Menschen, um von dort über die Brücke des Venenblutes mit dem Gehirnwasser in den oberen Menschen zurückzukehren – die «Leier des Apoll». Dabei vergleichen wir den Weg, den die Luft beim Einatmen nach innen nimmt, mit dem Weg der tönenden Luft ins Ohr.

Die Luft strömt vom Kehlkopf über die Luftröhre in die Lunge, wo wir die Atembewegung bis zum *Zwerchfell* verfolgen. Dies ist vergleichbar dem Weg des Tones in den Gehörgang bis zum Trommelfell. Die Zwerchfellschwingung stellt sich neben die Trommelfellschwingung.[200]

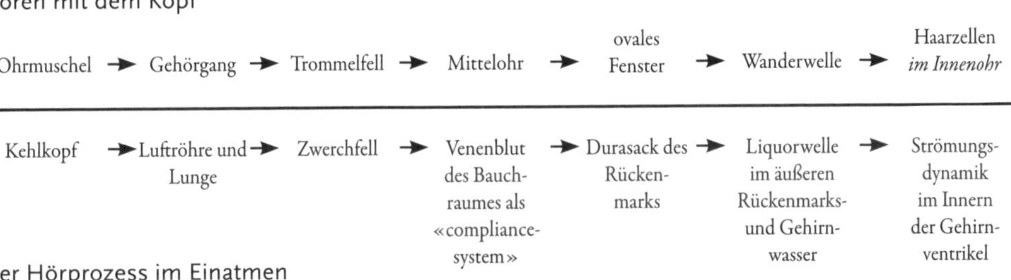

Die Einatmung wird jenseits des Zwerchfells so vom Venenblut auf das Wasser des Rückenmarks übertragen wie der Ton von den Gehörknöcheln auf die Innenohrlymphe. Das Venensystem ist das «compliance-system» zwischen Atembewegung und Liquorbewegung (siehe S. 84).[201]

Die Bewegung des inneren Liquors *in den Gehirnventrikeln* wird davon beeinflusst, dass die Atmung durch Singen (tonlos oder tönend) bzw. durch Sprechen von Stoßlauten usw. den äußeren Liquor kurzfristig in die Ventrikel *zurückströmen* lässt (siehe S. 85). Diese *Strömungsumkehr* sowie auch das *angehaltene* oder *verzögerte Ausströmen* aus den Ventrikeln gemäß der

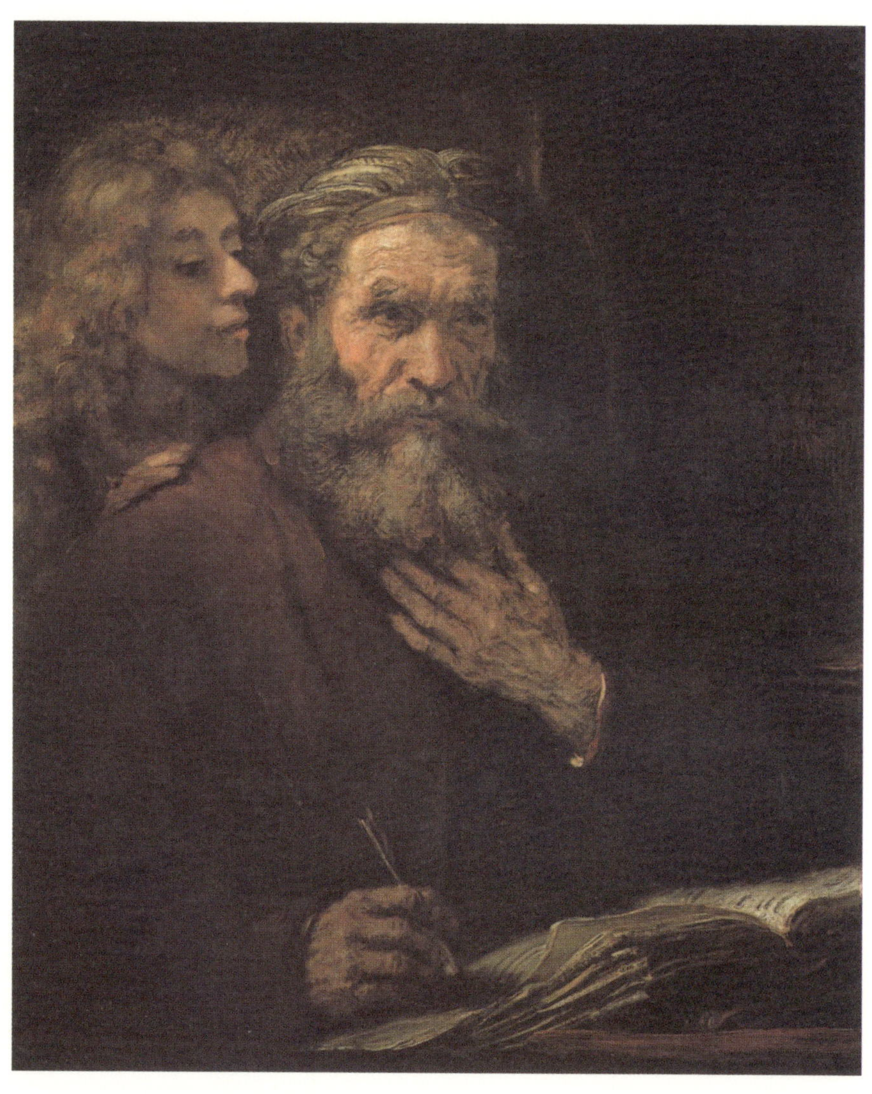

Abb. 36: Rembrandt van Rijn, Evangelist Matthäus

Höratmung beim Musizieren wird also vom «Innenohr der Gehirnkammern» vermittelt.

Die atem-modulierte Druck- und Flussdynamik des Liquor vermittelt also in den Kammern des Gehirns dem Bewusstsein in einem metamorphosierten Innenohrprozess die vom Kehlkopf im inneren Singen bewirkten Strömungsbewegungen der Ein- und Ausatmung im musikalischen Erleben.

Es ist überraschend, dass Johannes Scotus Eriugena schon im 9. Jahrhundert das Musik-Erleben auf eine Weise beschreibt, die wir vor dem Hintergrund des Dargestellten unmittelbar verstehen können: «Das Gehör kann bestimmt werden als ein höchst feines Klingen, welches vom Atem der Lunge ausgeht, dann zum Scheitel, zu der das Gehirn umfangenden Meninx [Hirnhaut] ... aufsteigt, sich durch geheime Gänge in die Ohrmuschel ergießt, daraus hervorbricht, sich mit der Luft vermischt und jeden Klang augenblicklich in sich aufnimmt.»[202]

Hören mit dem Engel

Der innerlich aktive Kehlkopf in einem inspirativen Hören ist künstlerisch von Rembrandt in seinem Bildnis des Evangelisten Matthäus dargestellt. Die Inspiration seines Engels «ergreift» er mit dem Kehlkopf.[203] (siehe Abb. 36)

Angesichts dieser Darstellung Rembrandts können wir Ausführungen Rudolf Steiners folgen, mit denen er in grundlegenden Vorträgen über Sinneslehre den Unterschied entwickelt zwischen Sinnen, in denen der Mensch selbstständig lebt gegenüber solchen, in deren Tätigkeit höhere Geistwesen mitwirken. Einer dieser höheren Sinne ist der Hörsinn. In ihm ist der Engel des Menschen mit tätig. Die Engel «schicken ihre Astralsubstanz in uns Menschen hinein als eine fremde Astralsubstanz, welche sich der Mensch aneignet und in sich wirken und ausströmen lässt. Sie strömt durch die Ohren dem entgegen, was uns durch den Ton zugetragen wird. Gleichsam auf den Flügeln dieser Wesenheiten schreiten wir in jenes Innere hinein, das wir als die Seele der Dinge erkennen lernen.»[204] Damit sind wir im Bereich der Sphäre, in die wir im ersten Kapitel durch Schopenhauers Worte gelangten, der die Melodie den «von der Besonnenheit beleuchteten Willen des Menschen» und «die Reihe seiner Taten» nennt. Die Bildekräfte des Schicksals werden in der Musik wach. In ihnen wirkt aber der individuelle Engel des Menschen, der ihn von Erdenleben zu Erdenleben geleitet. Die Griechen gaben einem solchen Engel-Wesen den Namen Apollo.

Wenn das stoffwechselbürtige Venenblut des Bauchraumes den Impuls der Atmung auf den Liquor überträgt, strömt der Ätherleib aus der Strömung des Blutes in die Liquorwelle weiter und befreit sich vom physischen Leib ähnlich wie im Gehirnwasser (siehe S. 88 ff.). In beiden Fällen wird der im Stoffwechsel willenshaft schaffende chemische Äther vom Blut frei: im Gehirn ganz, in den Blutgefäßen des Bauchraumes partiell, dem träumenden Bewusstsein entsprechend. Er wird zum *«Klangäther»*, da er – von der Atembewegung ergriffen – ins innere Licht der Nervenprozesse strömt. Denn in der Atmung wirkt als Lebensprozess der *Lichtäther* (siehe 2. Kap.). Dieser Übersprung (von y -> x' statt y -> y, in Abb. 37, mit dem der chemische Äther aus dem zu ihm gehörigen flüssigen Element durch die Atmung ergriffen ins *Licht* versetzt wird,[205] ist die Geburt der *inneren Musik* im Menschen – die schöpferische Quelle neuer Musik der Komponisten.

In der musikalischen Atemdynamik der «Leier des Apoll» erwacht Dionysos im Licht. *Der erlebend gestaltende Musiker trägt den von außen gehörten Tönen des Ohres diese im Einatmen frei werdende innere Musik seines eigenen Organismus auf der «Leier des Apoll» entgegen.*

Vor Malern, Musikern und Dichtern in Wien und München (Rainer Maria Rilke und Albert Steffen waren in München unter den Zuhörern) schildert Rudolf Steiner 1918 – in Fortführung seiner ein Jahr zuvor in *Von Seelenrätseln* veröffentlichten Darstellung (siehe S. 76 f.) – den Vorgang wie folgt: «Wir glauben, dass im Musikgenuss das Ohr beteiligt ist und vielleicht das Nervensystem unseres Gehirns, aber das nur in einer sehr äußerlichen Anschauung. Die Physiologie ist auf diesem Gebiet durchaus im Anfange, sie wird erst zu einer gewissen Höhe kommen, wenn künstleri-

dreifache Belebung des physischen Leibes

z	Lebenswirkung
y	chemische Effekte
x	Lichtäther
	Wärme
x’	gasig
y’	flüssig
z’	fest

Stimme und *Höratmung* versetzen die chemischen Ätherkräfte ins Element der Luft und des Lichtäthers

Abb. 37

sche Gedanken in dieses physiologische und biologische Gebiet einfließen werden. Es liegt etwas ganz anderes zugrunde als der bloße Gehörvorgang oder dasjenige, was im Nervensystem unseres Gehirns vorgeht. Was dem Musikempfinden zugrunde liegt, lässt sich so darstellen: Jedesmal, wenn wir ausatmen, wird das Gehirn, der Kopfraum, der Innenraum des Hauptes, durch das Atmen veranlasst, sein Gehirnwasser herabsteigen zu lassen durch den Rückenmarksack bis in die Zwerchfellgegend; ein Herabsteigen wird veranlasst. Dem Einatmen entspricht wieder der umgekehrte Vorgang: Das Gehirnwasser wird gegen das Gehirn getrieben. Es ist ein fortwährendes rhythmisches Auf- und Abwogen des Gehirnwassers vorhanden. ... Dieses Gehirnwasser wogt auf und ab im Arachnoidalraum, in Ausweitungen, die elastisch und weniger elastisch sind, so dass beim Herauf- und Herabsteigen das Gehirnwasser über die weniger elastischen Ausweitungen, über manches mehr oder weniger sich Ausweitendes fließt. ... Was durch das Ohr als Ton einströmt, was als Tonvorstellung in uns lebt, *wird zur Musik, indem es sich begegnet mit der inneren Musik, die betrieben wird dadurch, dass der ganze Organismus ein merkwürdiges Musikinstrument ist, wie ich eben beschrieben habe.*

Würde ich Ihnen alles beschreiben, so würde ich Ihnen eine wunderbare innere menschliche Musik zu beschreiben haben, die zwar nicht gehört, aber innerlich erlebt wird. *Was musikalisch erlebt wird, ist im Grunde nichts als das Entgegenkommen eines inneren Singens des menschlichen Organismus.* Dieser menschliche Organismus ist gerade in Bezug auf das, was ich jetzt geschildert habe, das Abbild des Makrokosmos: dass wir in konkretesten Gesetzen, strenger als Naturgesetze, [als] diese Leier des Apollo in uns tragen, auf welcher der Kosmos in uns spielt. Nicht das, was die Biologie allein anerkennt, ist unser Organismus, sondern er ist das wunderbarste Musikinstrument.»[206]

So wird verständlich, dass es taube Komponisten wie Beethoven oder Gabriel Fauré geben kann, während blinde Maler undenkbar sind. Die Musik ist primär kein Erlebnis in der physischen Welt, sondern wird vom Komponisten auf die oben dargestellte Weise aus den in seinem Leib schaffenden chemischen Ätherkräften erfasst, die er eratmet und am physischen Leib spiegelt.

Wir finden damit – außer der Wechselwirkung von Ohr und Kehlkopf – insgesamt mindestens fünf Prozesse im Menschen, die durch verschiedenartige Metamorphosen der Bildkräfte bestimmte Schichten des Musikgeschehens zum Bewusstsein bringen:

1. die Absonderung des Gehirnwassers und die Atmung in den Gehirnventrikeln,
2. die Atemdynamik des venösen Blutes zwischen Bauchraum und Rückenmark,
3. die spiralförmigen Stauungen im Herzen,
4. den Übergang des Gewebewassers in die Blutgefäße
5. in den Gliedern (siehe Kap. 1).

Die ersten beiden Prozesse leben – verbunden mit dem Kehlkopf – vor allem im Melodischen, der dritte und der vierte Prozess leben im Harmonischen und der fünfte im Rhythmus.

Das Atmen zwischen Apoll und Dionysos in der E-Dur-Etüde Op. 10, Nr. 3, von Frédéric Chopin

Hören wir zunächst den singenden Eingang dieser berühmten Etüde:

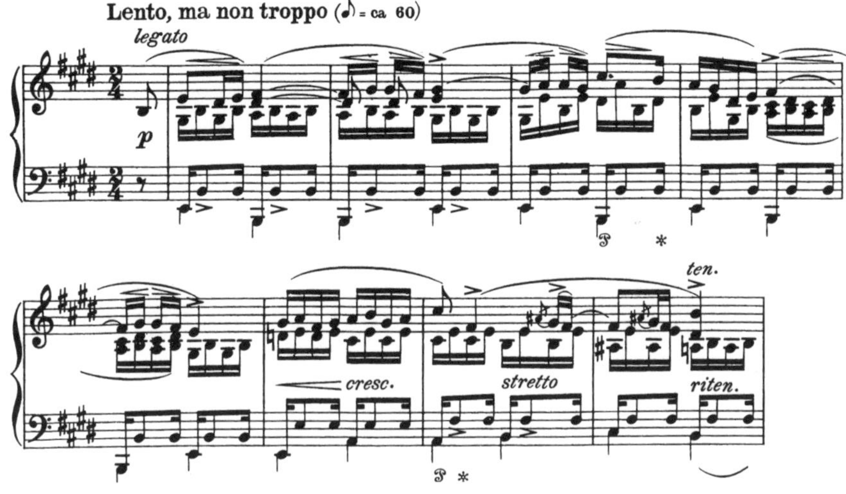

Beispiel 7.1: Frédéric Chopin, Etüde Op. 10, Nr. 3, Takt 1-8

Die zurückgewandte, erinnernde Wiederholung dieses in sich ruhenden Themas (Takt 9–13) fordert den Dionysos heraus, der ab Takt 14 «crescendo», «stretto» und «con forza» in dem siegenden «gis» von Apoll empfangen wird, aus dem sich ein friedliches Licht nach unten ergießt.

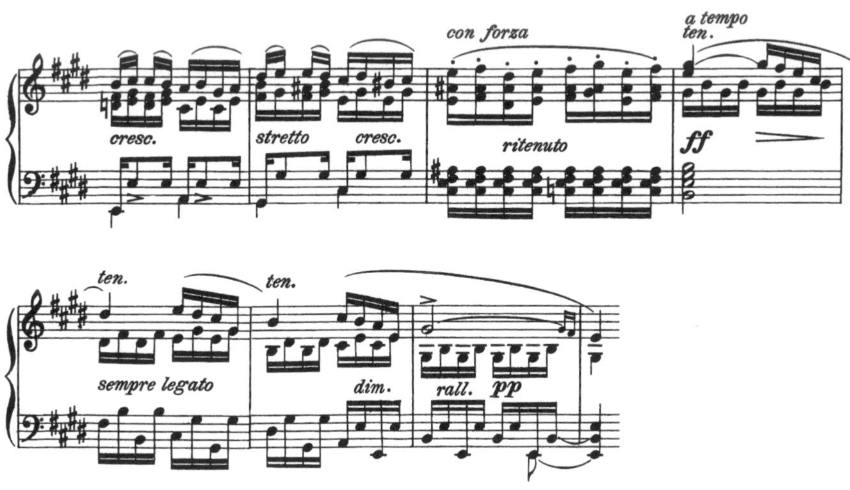

Beispiel 7.2: Takt 14-20

Im Mittelteil tauchen wir dann unter in eine Welt, in die Apolls Licht nicht dringt. Nur noch der Rhythmus hält diese leidenschaftlichen Kämpfe in Form, in denen wir die Geburt der Willensimpulse aus dem umschmelzenden Feuer der Stoffe erleben. Solche Tritonus-Stürme, sich nach unten und nach oben spreizend, hätten ältere Zeiten vermutlich als das Wüten des Sorat, des in die Unterwelt verbannten Sonnendämons, empfunden:

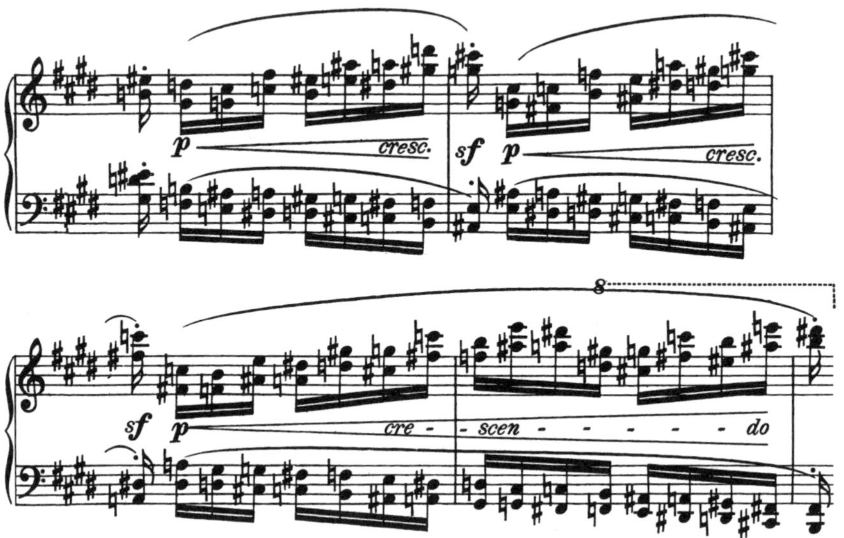

Beispiel 7.3: Takt 38-41

Dieser Welt des Chaos stellt sich nun die Macht des Gleichgewichtes, das Ich, so entgegen, dass die Chromatik von oben nach unten in wunderbar klaren Sexten hinuntergeführt wird, das Chaos mit gestaltendem Licht durchglühend (Takt 46–53).

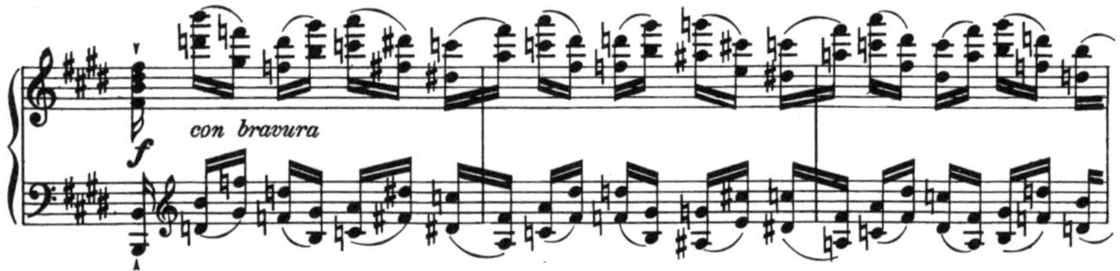

Beispiel 7.4: Takt 46-53

Alchemistisch gesprochen (vgl. Kap. 2) strahlt einem überbordenden, aggressiven «Sulfurprozess» von unten ein energiesierendes «Phosphorlicht», das sich mit Eisenstrahlung verbindet, von oben heilend entgegen.

Umstülpung und Homöopathisierung – musikalisch beobachtet*

Ludwig van Beethoven, Bagatelle Op. 126, Nr. 3

Um noch konkreter in die Welt des Klang- oder Chemischen Äthers einzudringen bis in die Geochemie, machen wir uns noch einmal klar: Intervalle werden melodisch als Bewegung vom einen Ton zum folgenden erlebt. Die innere Qualität, die Musiker über Jahrhunderte hin reproduzierbar und einander einig mit dem Begriff «Quint» oder «Dur-Terz» benennen, liegt jenseits einer akustisch-physikalischen Begründbarkeit.

Geisteswissenschaftlich können wir, was vorgeht, auf dem Hintergrund des Vorangegangenen so verstehen: Die Empfindungsseele als Teil des *Astralleibes* erlebt, was im *Klangäther* als Bewegung zwischen zwei *physischen* Tönen sich abspielt. Musik hören und *erleben* heißt, den Klangäther (-leib) vom Astralleib aus beobachten.

Von diesem Gesichtspunkt aus sei die Bagatelle Op. 126, Nr. 3, von Ludwig van Beethoven untersucht. Es beginnt mit dem warm strömenden Gestus vieler Es-Dur-Klavierwerke Beethovens. Das schlichte achttaktige Thema (siehe unten) endet zunächst auf einem Halbschluss, um eine Oktav höher wiederholt zu werden. Ab Takt 17 entwickelt sich eine zunehmende Klang-Spannung auf dem Orgelpunkt der Dominante, der in die Bassregion hinunter verdoppelt ist. In der Art seines Spätwerkes dehnt Beethoven den in sich geschlossenen traditionellen Klang des ersten Themenvortrags (Takt 1-8), der schon beim zweiten Mal durch die Oktavierung der rechten Hand aufgehellt war, in ein Extrem der weiten Lage aus, ohne dass sich daraus zunächst etwas Neues entwickelt. Die Geste läuft in Takt 21-23 scheinbar «ergebnislos» in sich zurück, aber nur scheinbar. Plötzlich löst sich die Form in einem leise arpeggierten Dominantseptakkord auf und

* Vgl. S. 27 ff.

wird – nach einer Fermate – wieder in die Grundtonart eingefangen, bis (Takt 28) das Thema in verwandelter Gestalt erneut beginnt. Während die Urgestalt Schritt für Schritt dem 3/8-Takt folgt, erklingt es jetzt in der linken Hand synkopiert, so dass jeder Ton des Themas in die Leichte gehoben wird. (Die Töne des Themas sind mit roten Kreisen gekennzeichnet.) Der Triller auf b in der rechten Hand hüllt dieses zu einer Strömungsbewegung gewordene Thema ein in den *umgestülpten Orgelpunkt* aus der Kontraoktav der Takte 17-23. So erreichen wir Takt 35. Schon hier wird deutlich, wie die vergangenheitsträchtige, dichte Faktur des Themas der Takte 1-8 von einer Kraft ergriffen wird, die sich im Orgelpunkt von Takt 17-23 zunehmend ausspannt, um die Themensubstanz aufzulösen (Takt 24-25). In Takt 28-35 haben wir bereits eine ätherisierte, in die Leichte gehobene Strömungsbewegung vor uns. Was Bass-Orgelpunkt war, ist in die Umkreis-Wirkung des Trillers umgestülpt. In Takt 36-43 wird die «Potenzierung» fortgesetzt. Jetzt erscheint das Thema im höchsten Diskant-Bewegungs-Moment innerhalb von 32tel-Figuren. Es gerät ganz in den Bereich des Lichtes und ist in Einzeltönen noch weniger fassbar, es verschwindet in gesteigerter Bewegung. Folgt es zunächst noch dem Prinzip der vorigen Variation, indem es auf das je zweite 16tel erscheint, so löst es sich in Takt 40-43 von jeglicher Bindung an den Takt, die Taktbindung ist chaotisiert. Dies trifft zusammen mit dem Grenzbereich des Diskant, aus dem der Prozess dann rasch Coda-artig hinunter in die Tiefe gleitet. Als Abschluss erscheint das Thema wieder in der Urform. Der Prozess als Ganzes spricht im Kontext unserer Darstellung über das Gehirnwasser für sich. Man kann, was mit «frei-werdenden Ätherkräften» im Haupt gemeint ist, nicht deutlicher «sagen», als es hier z.B. in Takt 28-35 geschieht.

Die Form entfaltet sich in folgenden Schritten:

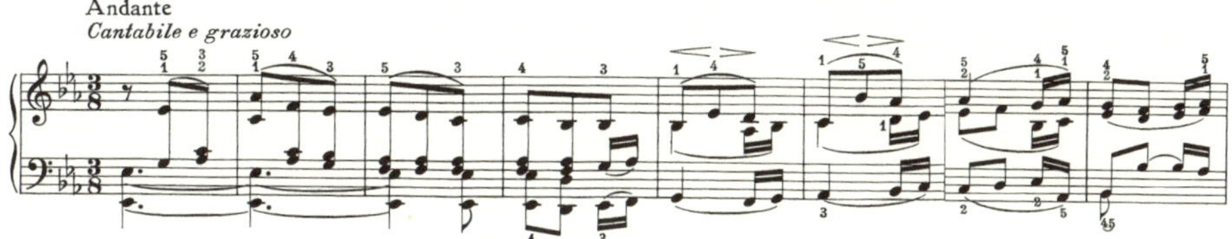

Beispiel 8.1: Takt 1-7: Thema in Alt-Lage in 8teln

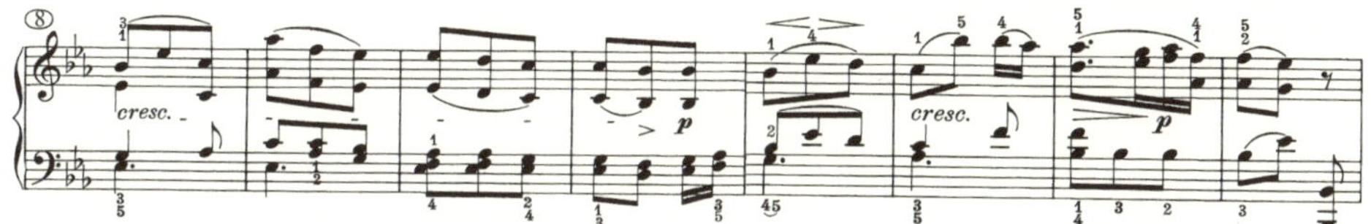

Beispiel 8.2: Takt 8-15: Thema in Sopran-Lage

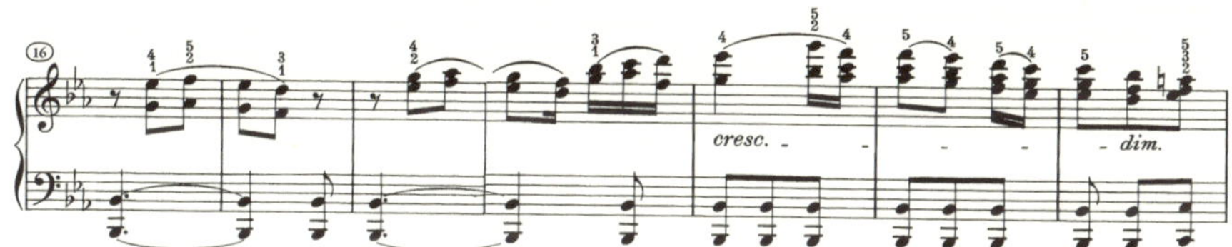

Beispiel 8.3: Takt 16-22: Anspannung und Ausweitung der Lagen

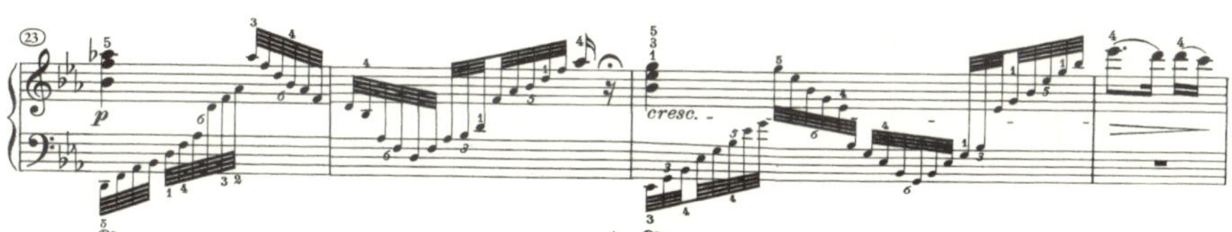

Beispiel 8.4: Takt 23-26: Auflösung im Dominantseptakkord

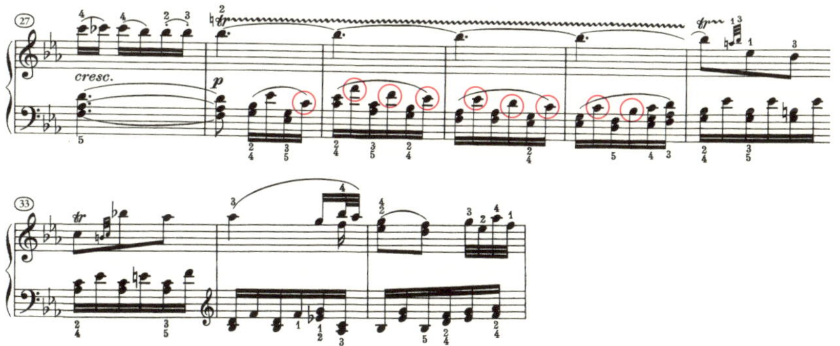

Beispiel 8.5: Takt 27-35: 1. Variation in synkopierter 16tel-Bewegung mit Triller

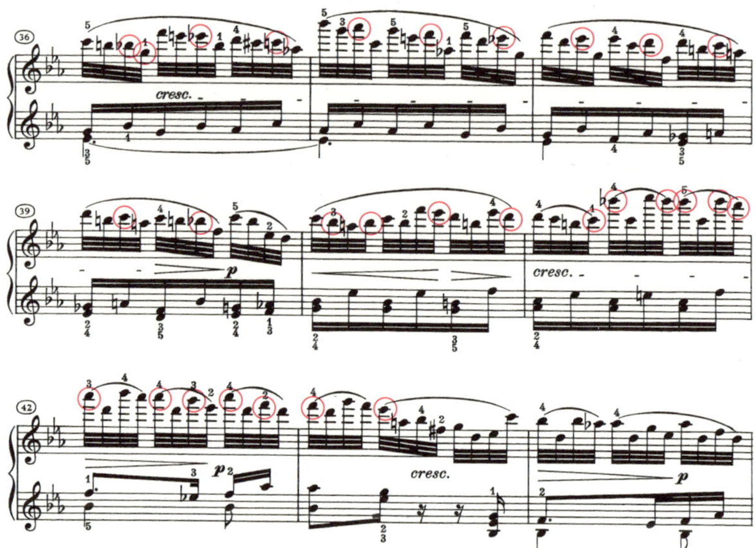

Beispiel 8.6: Takt 36-42: 2. Variation in 32tel-Bewegung

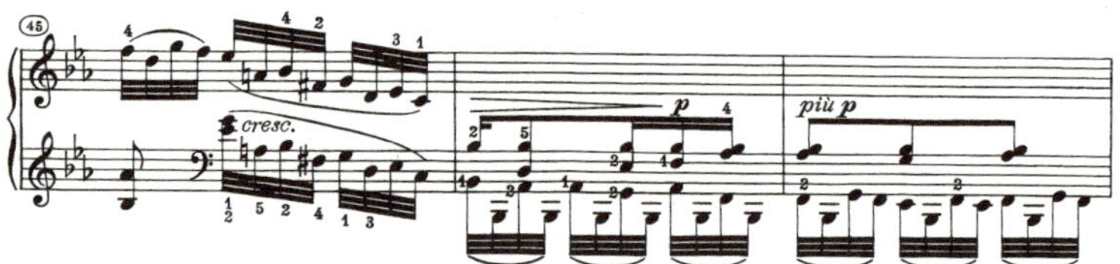

Beispiel 8.7: Takt 45-47: Abgesang

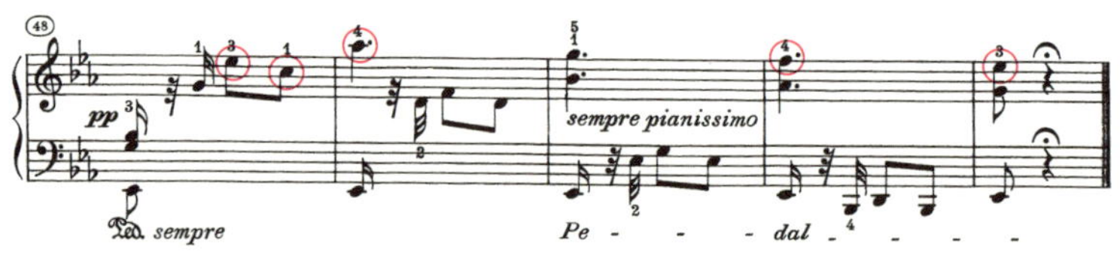

Beispiel 8.8: Takt 48-52: Coda: Thema ganztaktig (Augmentation)

Die Sonderstellung der klassischen Musik in Wien

Die Gliedmaßen-Natur des Hörens, wie sie im ersten, und die musikalische Wesenheit der Chemie des Stoffwechsels, wie sie im zweiten Kapitel dargestellt wurde, tritt also durch die Atmung ins willenshaft-fühlende Bewusstsein. Wie kein anderes Organ des Stoffwechsels ist gerade dessen Zentrum, die Leber, venös durchblutet; 70 bis 80 Prozent der Leber sind Venenblut. Am Zwerchfell festgewachsen machen ihre Flüssigkeitsbewegungen die Atembewegungen unmittelbar mit. Da das chemische Leben der Leber durch die Atmung im Liquor als Klangäther bewusst wird, beginnen wir zu verstehen, «dass ein gewichtiger Unterschied ist zwischen der Leber eines Musikers und der Leber eines Nichtmusikers, weil die Leber sehr, sehr viel zu tun hat mit dem, was widerklingt im Menschen von musikalischen Vorstellungen.» Sie ist «der Sitz alles dessen, was in der schönen Folge der Melodien lebt, und die Leber hat sehr viel mit dem Anhören einer Symphonie zu tun. Nur muss man natürlich sich klar sein, dass diese Leber auch noch ein Ätherorgan hat und dass das in erster Linie damit zu tun hat.»[207] Bedenkt man nun weiter, wie die Leber mit den Einflüssen der Naturumgebung des Menschen durch Ernährung und Grundwasser, aus dem das Trinkwasser entnommen wird, verbunden ist, so ergibt sich daraus, dass die geologischen Verhältnisse des Erdbodens mit ihren chemischen Ätherkräften hineinwirken werden in die Leber. Rudolf Steiners Forschungen zufolge ist es gerade die besondere Geologie des Wiener Beckens, durch die Wien zum «Sammelplatz ... für alle hohen Musiker» wurde. «Nun, wenn Sie eine Ahnung davon haben, was das bedeutet, wie innig alles dasjenige, was im Geistigen ist, mit dem Boden zusammenhängt, wenn Sie bedenken, was das bedeutet, dass eigentlich ein Kompendium der ganzen europäischen Bodenverhältnisse in Wien ist, und wenn Sie das zusammenhalten damit, dass ja das Substanzielle als solches, die Verhältnisse der Substanzen zueinander eigentlich die Tonleiter sind – nicht wahr, chemische Äquivalenzgewichte sind eigentlich Tonverhältnisse (siehe S. 45 ff.) –, wenn Sie das alles bedenken, so werden Sie sehen, dass man innerlich wirklich geradezu aus den kosmischen Verhältnissen heraus das Richtige trifft, wenn man sagt, dass in Wien auch ein solches seelisch-geistiges Milieu ist, in dem ganz besonders musikalische Genies sich ansässig machen und sympathisch berührt fühlen müssen.»[208] Bevor wir auf diesen gewagt erscheinenden Zusammenhang etwas näher eingehen, soll die in manchem Leser wohl auftauchende Frage gestellt werden: Ist es berechtigt, die diatonische Skala mit ihrer Dur-Moll-Harmonik zu einem gesetzmäßigen, anthroposophisch begründeten System der Musik zu erklären? Die Zeit der Barock- und der klassischen Musik erscheint historisch doch nur in einer bestimmten Zeit und einer bestimmten Kultur: derjenigen Mitteleuropas. Um darauf zu antworten, sei ein Blick auf die Stellung der klassischen Musik innerhalb der Geschichte der Musik geworfen, wie sie, an der Geisteswissenschaft Rudolf Steiner orientiert, Hermann Pfrogner dargestellt hat.[209]

Exkurs in die Geschichte der Musik

Das Bewusstsein der Menschheit hat sich im Verlauf von fünf- bis achttausend Jahren viel tiefgreifender gewandelt, als bis heute allgemein angenommen wird. Die anthroposophische Geisteswissenschaft schaut noch weiter zurück, vor jene ersten Zeiten, aus denen geschichtliche Dokumente überliefert sind. Damals hatten die physischen Leiber eine feinere Konsistenz (siehe S. 17). Von diesen frühen Menschen, etwa der frühen atlantischen Zeit, konnten sich deshalb auch keine fossilen Überreste erhalten. Das Seelisch-Geistige war bei den Atlantiern nur lose mit dem Leib verbunden. Wenn die Atlantier Musik erlebten, waren sie sofort in Ekstase, aus ihrem Leib entrückt; sie gerieten in einen tranceartigen Zustand. Diese Musik wurde laut Rudolf Steiner in Septimen-Skalen erlebt. Noch früher, in der lemurischen Zeit, war Musik-Erleben ein geistiges Miterleben der kosmischen Sphärenharmonie, das sich in *Nonen-Skalen* abspielte.[210]

In der späteren Entwicklung werden die Intervalle, die als musikalisch wesentlich in den Skalen erlebt wurden, immer enger. So lebt die chinesische Musik ganz wesentlich aus der Quint und wurde als in ihren Ursprungszustand entrückt erlebt, in das TAO der geistigen Zusammenklänge des Kosmos.[211] Unter Verlust des übersinnlichen Bewusstseins zog die Seele immer tiefer in den physischen Leib ein. «Musica mundana» (die Sphärenharmonie) verwandelte sich in «musica humana». Mit der Quint lebte die «musica mundana» im Atemvorgang, also im Bereich der Grenze zwischen dem physischen Leib und dem Mysterien-Bewusstsein der orientalischen Mysterien.[212]

Nach der Zeitenwende erlebten die Menschen Europas in den immer enger werdenden Intervallen die Musik immer stärker mit dem eigenen physischen Leib verbunden. In die Gregorianik ragte die Quint als Stimmungshintergrund noch herein. Die Terz war noch dissonant. Erst als die Seele sich mit «der Fortsetzung des Atemerlebnisses nach innen»,[213] d.h. mit dem Blut verband, konnte «Dur» als Konsonanz empfunden werden. Das Dur-Moll-Erlebnis, wie es etwa seit der Renaissance und dem Barock und in der Musik Haydns oder Mozarts lebt, entstammt einer Konstitution der Seele (des Astralleibes), die sich ganz mit dem Blut im Lungen-Herz-System identifiziert: Dem Verhältnis von Blut zu Luft entspricht physiologisch der sogenannte Ventilations-Perfusions-Quotient 4 : 5, also das gesunde Verhältnis von Atmung und Durchblutung der Lunge.[214]

Mit Beethoven schreitet die Inkarnation der Musik in Europa weiter fort. Beethoven identifiziert sich an jenen Stellen, die für seine Musik charakteristisch sind, man denke an den Beginn der Coriolan-Ouvertüre, an die Appassionata-Klaviersonate, an die 5. Symphonie, mit den Stoffwechsel-Gliedmaßen-Kräften des physischen Leibes. Goethe, dessen Kunstempfinden ganz im mittleren, rhythmischen System bleiben wollte, war von dieser Seite in Beethovens Musik nicht sympathisch berührt: «Man meint, das Haus fiele ein», sagte er, als ihm der zwölfjährige Mendelssohn die fünfte Symphonie auf dem Klavier vorspielte. Damit zeigte er deutlich, dass und wie er den Eingriff dieser Musik in seine physische Natur empfand.[215]

Als problematisch, ja geradezu ethisch bedenklich empfand diese ganze europäische Musikentwicklung *Josef Matthias Hauer*, der gleichzeitig mit *Arnold Schönberg*, ebenfalls in Wien, eine Zwölftonmusik entwickelte. Für Hauer war dieser Weg der Musik aus dem Kosmos des chinesischen Taoismus in das Griechentum bis zur «Wiener Klassik» nichts anderes als der *Sündenfall* der Musik – *die zunehmende Identifikation der Seele mit der Materie des eigenen Leibes*. Es war für ihn der Weg, auf dem sich die kosmische Wesenheit des Melos mit dem physischen «Lärm» verband, wo man glaubt, Musik brauche erst zwanzig, dann fünfzig und später hundert Musiker, um als «Symphonie» zu tönen. Es war für ihn der Weg vom «Melos zur Pauke», wie eine seiner programmatischen Schriften heißt.[216]

In der Romantik wird dann der *Klang der Instrumente* immer wichtiger bis hin zur höchsten Raffinesse der Instrumentation bei Wagner, Debussy und Ravel etwa. Die Orchester wachsen physisch weiter an, bis diese europäische Musikentwicklung erstirbt. Gustav Mahler trägt sie zum Teil mit sarkastischem Humor und mit tiefsten Empfindungen, die über die Schwelle reichen, zu Grabe.

Gibt es eine «musikalische Geologie»?

Dass sich Haydn aus Eisenstadt, Mozart aus Salzburg, Beethoven aus Bonn, Brahms aus Hamburg und Gustav Mahler aus Böhmen *in Wien ansiedelten* und die besprochene Phase der Musikentwicklung an diesem einen Erdenort stattfand, ist immer als Rätsel empfunden worden; lediglich Schubert war Wiener von Geburt. Wir machen uns heute kein Bild vom damaligen Musikleben in Wien. «Entscheidend für das Wiener Musikleben war ..., dass sowohl der Adel wie das Bürgertum nicht nur eine passive Rolle als Musikbegeisterte spielten, sondern das eigene häusliche Musizieren in allen Schichten verbreitet war. Das fing beim Kaiser an, der sich nachmittags fast immer für eine Stunde zum Quartettspiel zurückzog ... Auch in den bürgerlichen Häusern wurde überall musiziert, und ein Klavier zu haben gehörte zum mindesten. Für das Musikleben hatte dieses Dilettantenwesen eine wichtige Nebenbedeutung: Ein unersättlicher Hunger nach immer neuen Kompositionen war die Folge. Der Adel benötigte für seine eigenen Orchester stets neue Werke, in den öffentlichen Konzerten wurden fast ausschließlich neue Kompositionen vorgestellt, und auch im häuslichen

Kreis hatte man ständig Bedarf nach Werken einfacher Besetzung und vor allem nach Klaviermusik. Ein aufblühender Musikalienmarkt war die Folge ... Für das Wiener Konzertleben spielten die vielen bürgerlichen Privatakademien ... nicht die Rolle einer Konkurrenz ...[sie] sind vielmehr eine Ergänzung für einen überbordenden Musikenthusiasmus ...»[217]

Wenn für Rudolf Steiner, wie oben zitiert, die *Geologie des Wiener Beckens* in der damaligen Zeit auf den musikalischen Schaffensprozess der Musiker anregend wirkte, dann kann man dabei im Sinne von Kapitel 1 und 2 an die Geochemie des Trinkwassers denken, das heißt aber an die chemisch-ätherischen Kräfte dieser Region. Diese wirken im Chemismus der Leber (siehe oben). Der Geologe Hans Cloos schrieb als Wissenschaftler in einer künstlerischen Verfassung: «... und zum ersten Mal überfiel mich in diesen verzauberten Reisetagen eine Vorstellung, die mich später immer wieder einmal besucht und beglückt hat: dass Geologie Musik der Erde sei.»[218]

Man kann dabei an die strahlende Wirkung des chemischen Äthers der Erde denken, muss aber auch den Chemismus des Trinkwassers im Stoffwechsel-Gliedmaßen-System im Sinne von Kapitel 1 und 2 bedenken. *Das Wesen der Musik verband sich in Wien mit den musikalischen Erdenkräften des physischen Leibes*; sie starb in ihn hinein, sie wurde Akkord, der sich nicht mehr als eine Verdichtung aus mehreren Stimmen entwickelt, sondern sich vielfach verselbstständigt. Rudolf Steiner empfand – wie Josef Matthias Hauer – im Akkord den Verlust des Zeitlichen zwischen den Tönen als den Verlust des ätherischen Lebens der Musik und sprach vom «Begräbnis».[219]

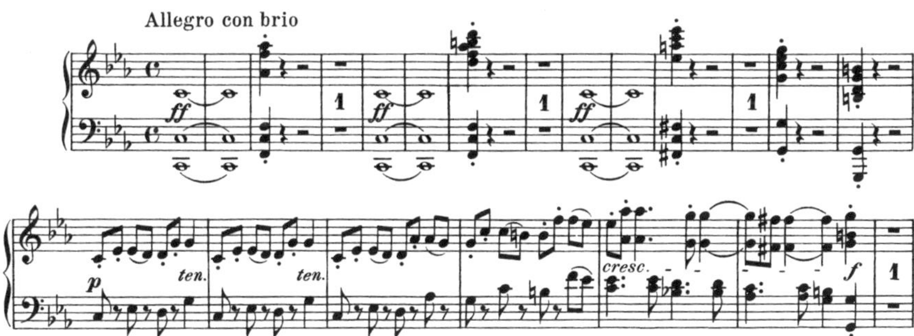

Beispiel 9: Ludwig van Beethoven, Coriolan-Ouvertüre

Der Schritt der lebendigen Tonerzeugung, der «musica instrumentalis», zur Klangmaschine, zum *Klavier*, wurde Beethoven gemäß. Das alles zeigt aber: In der Wiener Klassik kam die Musik *mit dem physischen Leib zur Deckung. Deshalb eröffnet aber die Musik der Dur-Moll-Tonalität wie keine andere den Zugang für eine musikalische Physiologie, für die Geheimnisse des physischen Leibes.* Die Erforschung der Musiksysteme *anderer Kulturen und Zeiten* würde den Zugang zu den spirituelleren Schichten des Menschenwesens eröffnen. Sicher ist es aber auch kein Zufall, dass gerade diese Musik in popularisierter Form so erfolgreich technisiert und weltweit industriell zu vermarkten ist. Rudolf Steiner gab vielfältige Anregungen zur Weiterentwicklung der Tonsysteme, der Instrumente und einer sichtbaren Musik (Toneurythmie) in unserer Zeit.[220]

Die Mondenkräfte im Menschen und die Musik

Blicken wir zum Schluss noch einmal auf den anatomischen Bau des Ohres. Die Sinnesrezeptoren des Ohres haben mit der Luftschwingung des Tones *keinen Kontakt.* Sie reagieren nur auf die Resonanz, die die Luftschwingung in der *Flüssigkeit des Innenohres* erzeugt. Man vergleiche dies mit den Sinneszellen in den anderen Sinnesorganen. Bei Auge, Riechsinn, Geschmackssinn und Tastsinn sind die Sinnesrezeptoren in unmittelbarer Wechselwirkung mit dem Vorgang der Außenwelt. Das Licht trifft auf der Netzhaut die Endglieder der Stäbchen und Zapfen, die Stoffmoleküle des Riechens und Schmeckens treten mit Chemorezeptoren in Wechselwirkung, der Druckreiz mit den Tastkörperchen der Haut. Wo müssten sich die Rezeptoren des Ohres befinden, um in vergleichbarer Art mit der physischen Tonschwingung der Luft in Wechselwirkung zu treten? Zum Beispiel am Trommelfell oder direkt im äußeren Gehörgang. Diese Art der Tonwahrnehmung ist in den «Sensillen» der Insekten verwirklicht: Sinneshärchen vibrieren mit den Luftschwingungen der Töne phasengekoppelt mit. Die Sinnestätigkeit des Ohres bei Wirbeltieren und Mensch ist aber aus der Luft nach innen ins Wasser zurückverlegt.

«Das Ohr ist eigentlich dasjenige Organ, das uns den in der Luft lebenden Ton ins Innere unseres Menschen zurückwirft, aber so, dass das Luftelement abgesondert ist, und dann der Ton, indem wir ihn hören, im Ätherelement lebt. *Also das Ohr ist eigentlich dazu da, um, wenn ich mich so ausdrücken darf, das Tönen des Tones in der Luft zu überwinden und uns das reine Äthererlebnis des Tones ins Innere zurückzuwerfen.*»[221] Die Bedeutung-tragende, beseelte und klangätherisch lebendige Wesenheit des Tones legt auf ihrem Weg ins Innere des Felsenbeins den physischen Luftleib ab: ein *Todesprozess*, wie wir ihn in ähnlicher Art im Gehirnwasser erfasst haben. Das lebendige Seelen- und Geistwesen des Tones stirbt hinein in Innenohr und Gehirn und *erwacht* so in seiner ätherischen Natur – in unserem Bewusstsein. *Wir sind hörend in der ätherischen Wirksamkeit, in der Lebenswirksamkeit der Töne*, nicht in der physischen Wirklichkeit wie im Sehen, im Riechen, Tasten und Schmecken.

Der Mensch lebt damit aber in einem Verhältnis zur Tonwelt, das *zur Zeit der alten Mondenepoche* für alle Sinne galt. Das Hören ist in dieser Hinsicht ein Atavismus. Als sich die flüssige Mondenstufe während der lemurischen Zeit der Erdentwicklung wiederholte, war «des Menschen Lebensleib als Tonempfänger der Lenker der Luftströmung», also der Atmung. Der Mensch lebte damals so, dass er nach Maßgabe der Töne, die er im Ätherleib empfing, seine Atmung und mit ihr seinen Leib gestaltete.[222] Das ist das Urbild des Musikers, der mit den Lebenserlebnissen der Töne atmet.

In dieser *lemurischen* Zeit war der physische Leib noch viel weicher als heute. Er war in seinen organischen Formen beweglicher und derartig von der jeweiligen Seelenverfassung abhängig, wie heute nur noch in Miene, Haltung und Gestik. Der Mensch gestaltete im Atmen damals den ganzen in sich wässrig-beweglichen Leib so um, wie er heute Venenblut und Liquor gestaltet.

«Den Vorgang der Luftaufnahme empfindet aber die Seele [damals] noch durchaus seelisch-geistig, noch als einen bildhaften. Er erscheint in Form von auf- und abwogenden Tonbildern, welche dem sich gliedernden Keim die Form geben. Die Seele fühlt sich überall von Tönen umwogt, und sie empfindet, wie sie sich den Leib nach diesen Tonkräften ausgestaltet.»[223] So erlebte der Mensch der lemurischen Erdenzeit sich im Atmen. Der heutige Mensch wiederholt diese Phase in seiner Embryonalentwicklung. Indem er heranreift werden die Bildekräfte der geistigen Weltenmusik, die in ihm Leib geworden sind, frei und erscheinen im künstlerischen Musikschaffen und Erleben. Die Musik offenbart diese «geheimen Naturgesetze» des Menschen, die ohne sie ewig verborgen geblieben wären.[224] Die Embryonalentwicklung und die lemurische Etappe der Erdenentwicklung sind zwei Metamorphosen der *Mondenentwicklung* von Erde und Mensch.

Das Bewusstsein des Menschenwesens auf dem alten Mond unterlag einem rhythmischen Wechsel. Die Erde im Zustand des alten Mondes drehte sich langsam, sodass die Menschenvorfahren abwechselnd eine Zeit durchmachten, in der sie der Sonne zugewandt und in der folgenden Periode der Sonne wieder abgewandt waren. Dies spiegelte sich in den Lebensverhältnissen und im Bewusstsein des Menschenwesens. Während der Sonnenzeit ist es «mehr dem Sonnenleben und seinen Erscheinungen als sich selbst hingegeben. Es empfindet in solchen Zeiten die Größe und Herrlichkeit des Weltalls, wie diese im Sonnensein sich ausdrückt. Es saugt diese gleichsam ein. Es wirken da eben die erhabenen Wesen, die auf der Sonne ihren Wohnplatz haben...»[225] Der physisch-ätherische Leib wird in diesem Zustand *regeneriert*. Das Bewusstsein von sich selbst tritt zurück, imaginative Bilder verschwinden; an deren Stelle tritt ein *Tonbewusstsein*. In der sonnenabgewandten Zeit ist dann das Menschenwesen mehr mit sich beschäftigt, der Astralleib wird regsam, und an die Stelle des wie in tiefen Träumen erlebten Tonbewusstseins während der Sonnenzeit tritt ein wacheres *Bilderbewusstein*. Der physisch-ätherische Leib verhärtet sich allmählich im sonnenabgewandten Zustand. Der sonnenabgewandte, dem Mondensein zugewandte Zustand ist ein Mittelzustand zwischen Geborenwerden und Erwachen im Sinne des gegenwärtigen Menschen. «Und ebenso gleicht das allmähliche Dumpferwerden des Bewusstseins beim Herannahen der Sonnenzeit einem Mittelzustand von Einschlafen und Sterben. Denn ein solches Bewusstsein von Geburt und Tod, wie es dem gegenwärtigen Menschen eigen ist, gab es auf dem alten Monde noch nicht. In einer Art von Sonnenleben gab sich der Mensch dem Genusse dieses Lebens hin. Er war für diese Zeit dem Eigenleben entrückt. Er lebte mehr geistig. Es kann nur eine annähernde und vergleichsweise Schilderung dessen versucht werden, was der Mensch in solchen Zeiten erlebte. Er fühlte, wie wenn die Wirkungskräfte des Weltalls in ihn einströmten, ihn durchpulsten. Wie trunken von den Harmonien des Universums, die er mitlebte, fühlte er sich da. Sein Astralleib war in solchen Zeiten wie befreit von dem physischen Leibe. Und auch ein Teil des Lebensleibes war mit herausgezogen aus dem physischen Leib. Und dieses aus Astralleib und Lebensleib bestehende Gebilde war wie ein feines, wunderbares Musikinstrument, auf dessen Saiten die Mysterien des Weltalls erklangen. Und ... in diesen Harmonien wirkten die Wesen der Sonne.»[226] Dieses «wunderbare Musikinstrument» des alten Mondenzustandes wurde im Erdenmenschen zur *Leier des Apoll.* Aus den pythagoreischen Mysterien tönen diese Geheimnisse in die unsterblichen Worte vom geistigen Aufgang der Sonne hinein, die Goethe prägte (*Faust II*, 4666–4668):

Horchet, horcht dem Sturm der Horen
Tönend wird für Geistesohren
Schon der neue Tag geboren ...

Aus dieser Genese der «Leier des Apoll» wird verständlich, weshalb Rudolf Steiner – direkt nach ihrer Schilderung in München und Wien als Atemschwingung des Gehirnwassers im musikalischen Erleben und Gestalten – die Einbettung der Atmung in die rhythmischen Bewegungen der *heutigen Erde* zur *heutigen Sonne* hinzufügt. Unmittelbar anschließend schildert er die Eingliederung der Atmung in die Wanderung des Frühlingspunktes der Sonne, in das sogenannte platonische Weltenjahr,[227] und seine Rolle im musikalischen Erleben.

Die Atmung zwischen Sonne und Erde

Was Sonne und Sterne im Frühling und im Sommer aus der Erde wachsen lassen strömt zu Johanni in Blütenduft und Pollenflug in den Umkreis der Atmosphäre – die Erdenseele atmet aus. Mit der Befruchtung des Sommers beginnt die Einatmung. Die Früchte werden schwer, fallen zur Erde, in die sie ihre Samen versenken für die Samenruhe in der Winternacht. Der Lauf eines Jahres ist das Aus- und Einatmen der Erdenseele und ihrer Vegetation. Er ist an den Frühlingspunkt der Sonne gebunden; das ist der Punkt, in dem der Erdäquator, hinausprojiziert in den Kosmos, die Ekliptikebene schneidet, in der der Tierkreis liegt. Der Frühlingspunkt – zur Zeit in den Fischen gelegen – *wandert in 25.920 Jahren einmal durch den Tierkreis:* das sogenannte platonische Weltenjahr. Im Laufe eines Tages *atmet der Mensch 25.920 Atemzüge (18 x 60 x 24 = 25.920) mit der Lunge* in die Blutzirkulation hinein und aus ihr heraus. Obwohl es sich – physisch betrachtet – um ganz verschiedene Dinge handelt, obwohl die Zeitdimensionen im Erdenatem des Weltenjahres und die Lungenatmung des Menschentages sehr weit auseinander liegen, wirkt in beiden Fällen *dieselbe Zahl:* Jenseits der räumlichen und der zeitlichen, der physischen und der ätherischen Weltunterschiede wirkt dieselbe geistige, im Astralempfinden des Kosmos kraftende Gesetzmäßigkeit, die die *Atmung der Erde* und die der *Lunge des Menschen* zu einem Ganzen zusammenschließt. Die Gesetzmäßigkeiten des Zahlenäthers sind als Klangäther dem musikalischen Empfinden des Astralleibes zugänglich.[228]

«Ich glaube … es gibt keine abstrakte religiöse Vorstellung, welche so viel Inbrunst hervorrufen könnte, wie das Bewusstsein, selbst mit seinem äußeren physischen Organismus so hineingestellt zu sein in den Makrokosmos, in das kosmische Gefüge. Der Seher versucht dieses Hineingestelltsein in geistiger Art zu durchdringen. Es lebt sich in unserer inneren Musik aus: Was da herauskommt aus dem Organismus, was in die Seele heraufschlägt – das Mittönen der Seele, mit dem Kosmos mittönend –, ist das unbewusste Element des künstlerischen Schaffens. Die ganze Welt tönt mit, wenn wir wirklich künstlerisch schaffen.»[229]

Dem anthroposophischen Mathematiker Georg Glöckler ist es gelungen, die Zahl 25.920 in ihrem inneren zahlenätherischen Leben (siehe S. 53 ff.) aufzuschließen.[230] Er untersuchte dazu, durch welche Zahlen die Zahl 25.920 teilbar ist und entdeckte dadurch ein absolut überraschendes Ergebnis, nachdem er die Teiler ab 24 festgestellt hatte:

Dur-Skala ↓		Moll-Skala ↑		
24	x	1080	=	25.920
27	x	960	=	25.920
30	x	864	=	25.920
32	x	810	=	25.920
36	x	720	=	25.920
40	x	648	=	25.920
45	x	576	=	25.920
48	x	540	=	25.920

Im Verhältnis dieser Teiler zum Teiler 24 erscheinen die Intervallproportionen der Dur-Tonleiter!

Teiler 24:				
	24 : 24	=	1 : 1	Prim
Dur ↓	24 : 27	=	8 : 9	Sekund
	24 : 30	=	4 : 5	große Terz
	24 : 32	=	3 : 4	Quart
	24 : 36	=	2 : 3	Quint
	24 : 40	=	3 : 5	große Sext
	24 : 45	=	8 : 15	große Septime
	24 : 48	=	1 : 2	Oktav

Die zugehörigen größeren Teiler der rechten Spalte ergeben in umgekehrter Richtung eine interessante Moll-Tonleiter, die anstelle der großen Sekund den Halbton (15:16) und anstelle der großen Septime die kleine Septime (9:16) hat. Die übrigen Intervalle stimmen mit der natürlichen Moll-Tonleiter überein:

	540 : 540	=	1 : 1	Prim
Moll ↓	540 : 576	=	15 : 16	Halbton
	540 : 648	=	5 : 6	Kleine Terz
	540 : 720	=	3 : 4	Quart
	540 : 810	=	2 : 3	Quint
	540 : 864	=	5 : 8	kleine Sext
	540 : 960	=	9 : 16	kleine Septime
	540 : 1080	=	1 : 2	Oktav

Die Intervalle der sogenannten natürlichen Moll-Tonleiter ergeben sich in vollständiger Form – entsprechend der Dur-Tonleiter – als fortlaufende Proportion, wenn man die Zahl 360 als Ausgangszahl wählt.

Intervalle der Moll-Tonleiter:

	360 : 360	=	1 : 1	Prim
Moll ↓	360 : 405	=	8 : 9	Sekund
	360 : 432	=	5 : 6	kleine Terz, Moll-Terz
	360 : 480	=	3 : 4	Quart
	360 : 540	=	2 : 3	Quint
	360 : 576	=	5 : 8	kleine Sext
	360 : 648	=	5 : 9	kleine Septime
	360 : 720	=	1 : 2	Oktave

Das innere zahlenätherische Gewebe des platonischen Weltenjahres, in dem wir atmen, lebt in dem, was zwischen *Johann Sebastian Bach und Gustav Mahler in der europäischen Musik* erscheint: ein Mensch und Kosmos in Einklang bringendes Gesetz. Die Jakobsleiter des Astralleibes (siehe S. 58) zeigt sich in ihrer kosmisch-menschlichen Realität! Die Leier des Apoll ist im Atemrhythmus der Lunge nach dem platonischen Weltenjahr gestimmt.[231]

«Der Leib ist so in die Welt eingegliedert, dass diese Eingliederung der kosmischen Harmonie entspricht. Lebt die Seele innerhalb der Sinneswahrnehmung und der gewöhnlichen Verstandestätigkeit, so ist sie gerade mit derjenigen Stärke an den Leib hingegeben, durch die dieser seine Harmonie mit dem Weltall auf sie übertragen kann.»[232] In den großen Werken der Musik erleben wir diese Wirklichkeit der Musik.

Glossar

Å	Maßeinheit; 1 Å = 10–7 mm
Aktin, Myosin	Aktin und Myosin sind die beiden Eiweißfilamente, die bei der Muskelbewegung untereinander in Wechselwirkung treten; siehe auch Filament
Amplitude	Maß des Schalldrucks, als Lautstärke wahrgenommen
Biofeedback	Methode, die Körperfunktionen (wie z.B. Puls, Hautleitwert, Hirnströme oder Muskelaktivität) mittels physiologischer Messungen bewusst wahrnehmbar macht
Bogengänge	In den drei Bogengängen des Labyrinths liegen die Sinnesorgane für die Bewegungsorientierung im Raum; siehe auch Labyrinth
Bradykinese	verlangsamte Bewegung
Burning-Feet-Syndrom	Krankheitsbild, bei dem die Füße brennend heiß empfunden werden
Compliance-System	Übertragungssystem

CSF-contacting neurons	Siehe Liquorkontaktneurone
D30 bzw. D30	In der Homöopathie gebräuchliche Abkürzung für Dezimalpotenzen. Eine D1 entsteht, wenn man $^1/_{10}$ von der Ausgangssubstanz mit $^9/_{10}$ Verdünnungsmittel (z.B. Wasser) verdünnt. Wird dieser Vorgang 30-mal wiederholt, erhält man eine D30. Jede Potenz-Stufe wird drei Minuten lang rhythmisch geschüttelt.
Depolarisation	der Zusammenbruch (Abbau) des Nervenpotenzials, also der Spannung, die an Nerven durch die Ungleichverteilung der Ionen energieverbrauchend aufgebaut wird; gleichbedeutend mit der «Erregung» der Nerven
Diskrimination	hier: Fähigkeit, Tonhöhen zu unterscheiden
Ductus endolymphaticus	Verbindungsgang der Endolymphe des Innenohrs in den Schädelraum. Der Gang bildet unter der harten Hirnhaut eine Ausweitung. Der Kontakt zum Gehirnwasser ist hier nur als Druckübertragung gegeben; siehe auch Ductus perilymphaticus
Ductus perilymphaticus	Verbindung zwischen Perilymphraum der Schnecke und äußerem Gehirnwasser. Die Weite unterliegt erheblichen individuellen Schwankungen. Ande-

	rer Name: *Aquaeductus cochleae*; siehe auch Ductus endolymphaticus
Dura	harte Hirnhaut
Dysaesthesien	Missempfindungen der Haut
Ektoderm	das äußere Keimblatt, aus dem u.a. Haut, Sinnesorgane und Nervengewebe entstehen; siehe auch Entoderm
Embryonalzeit	von der Konzeption bis zum Ende des dritten Monats; siehe auch Fetalzeit
Endolymphe	die Flüssigkeit im Cortischen Organ des Innenohres
Entoderm	das innere Keimblatt, aus dem Darm und Drüsen entstehen; siehe auch Ektoderm
Enzephalitis	Gehirnentzündung
Ependym	innere Hautauskleidung der Gehirnkammern
Epiphyse	Zirbeldrüse, Pinealorgan
extradural	außerhalb der harten Haut (Dura) des Rückenmarks
Fetalzeit	vom vierten Monat bis zur Geburt; siehe auch Embryonalzeit

Filament	fadenförmige Eiweißstruktur
Haarzellen	Im Querschnitt des Corti-Organs erkennt man drei Reihen äußere und eine Reihe innere Haarzellen. Sie sind die Sinnesrezeptoren des Ohres; siehe Abb. 11, S. 23
Hypertonie	Bluthochdruck (arteriell)
Imagination	Erkenntnisart der ätherischen Bildekräfte durch leibfreie Imagination im Sinne der Geisteswissenschaft Rudolf Steiners
imaginativ	Das Denken kann lebendige Sinnestatsachen imaginativ denken, wie Goethe es in der Pflanzenmorphologie und der Farbenlehre getan hat. Dann wird der Lebensprozess als lebendige Idee erfasst, nicht als Imagination.
Imponderabilien	Als solche wurden früher Wärme, Licht, Klang bezeichnet, weil sie kein Gewicht haben. Geisteswissenschaftlich versteht man auch ätherische, astralische sowie geistige Kräfte im engeren Sinne darunter.
Innenohrlymphe	Endolymphe der Innenohrschnecke; siehe auch Perilymphe u. Endolymphe
Intervallproportionen	Ein Intervall entsteht physikalisch als

	ganzzahliger Quotient zweier Tonfrequenzen. Eine Oktav erklingt, wenn die Frequenzen sich im Verhältnis von 1 : 2 zueinander verhalten, eine Quint bei 2 : 3, eine Quart bei 3 : 4 usw. Darstellung anhand der Teilungsverhältnisse einer Saite.
Kalotte	knöcherne Hülle des Hirnschädels
Kleinhirn	in der hinteren Schädelgrube; für die Koordination von Bewegung zuständig
Kutikularplatte	Die obere Wand als «Dach» einer Haarzelle wird von der hier verdickten Zellwand, der Kutilkularplatte, gebildet, in der die Haare eingelassen sind.
Labyrinth	Gleichgewichtsorgan und Gehörorgan befinden sich in einem gemeinsamen Perilymphraum, der seiner Kompliziertheit wegen als «Labyrinth» bezeichnet wird.
Liqor cerebrospinalis	Gehirnwasser
Liquorkontaktneurone	Sinneszellen verschiedener Art, die in der Wand der Gehirnkammern und im Arachnoidalraum aller Wirbeltiere bis zu den Primaten (nicht aber beim Menschen) die Zusammensetzung und Bewegung des Gehirnwassers in Nervenimpulse umwandeln; s. S. 95/akt.?

Liquorsystem	das gesamte innere und äußere Hohlraumsystem, in dem Liquor zirkuliert und sich atemabhängig bewegt
Marsyas	Der Halbgott Marsyas war im musikalischen Wettstreit mit Apollo unterlegen, worauf Apollo ihm die Haut abgezogen hat.
Meningitis	Hirnhautentzündung
Mesoderm	das mittlere Keimblatt, aus dem Blutgefäße und teilweise Muskeln entstehen; siehe auch Entoderm und Ektoderm
Mikrokinesiologie	Studium von Muskelbewegungen, die mit Hochgeschwindigkeitskameras sichtbar gemacht werden können
M. stapedius	Musculus stapedius; winziger Muskel, der die Steigbügelplatte vom ovalen Fenster der Innenohrschnecke wegziehen kann, z.B. bei plötzlichem lautem Knall, als Schutzreflex
M. tensor tympani	Musculus tensor tympani; winziger Muskel, der am Hammer ansetzt und die Spannung des Trommelfells beeinflusst
Nervenpotenzial	siehe Depolarisation

Operculum	kleine Knochenplatte, die dem ovalen Fenster von Amphibien aufliegt und den Bodenschall, der von den Vordergliedmaßen und den Schultern auf das Operculum übertragen wird, über den Musculus opercularis aufs Trommelfell weiterleitet
Ossifikation	Mineralisierung des Knochens durch Knochenbildung der «Osteoblasten», also der knochenbildenden Zellen
Paukenhöhle	der Hohlraum zwischen Trommelfell und Innenohr, von den Gehörknöcheln überbrückt; auch als «Mittelohr» bezeichnet
Perilymphe	Die Flüssigkeit, in der die Innenohrschnecke schwimmt. Sie füllt den Spalt zwischen dem knöchernen Schneckengang im Felsenbein und dem Corti-Organ aus. Chemisch ist sie dem Liquor ähnlich; siehe auch Ductus perilymphaticus
Plexus venosus	Venengeflecht
Plexus choreoideus	Adergeflecht auf dem Boden der Gehirnkammern, in dem das Gehirnwasser ähnlich wie in der Niere gebildet wird
Restless-Legs-Syndrom	krankhafte Unruhe der Beine

Retina	Netzhaut des Auges
Rigidität	Steifigkeit der Glieder
Scala vestibuli	Die Schalldruckwelle geht über die Scala tympani (obere Hälfte des Schneckengangs) bis in die Schneckenspitze, kehrt dort um und verlässt das Innenohr über die Scala vestibuli (untere Hälfte des Schneckengangs) durch das runde Fenster.
sensorische Nerven	Nerven, die Impulse vom Sinnesorgan in Richtung Gehirn fortleiten
Steigbügel	innerster der drei Gehörknöchel Hammer, Amboss, Steigbügel
Typus	im Sinne Goethes und Steiners gebraucht
Ulcus cruris	Geschwür bei Venenschwäche («offenes Bein»)
Urdarm	Anlage des Darmrohres im Embryo; von ihm wachsen die Lunge und die Leber als Ausstülpung aus
Varicosis, Varizen	Krampfadern
Ventrikel	hier: Gehirnkammer

Zytoskelett	Stützgerüst aus Faserstrukturen in den Zellwänden und im Zytoplasma; in den äußeren Haarzellen mit hochgeordneten Muskeleiweißen durchsetzt

Anmerkungen

1 R. Steiner, *Grenzen der Naturerkenntnis*, GA 322, Dornach [6]2020, Vortrag vom 2.10.1920, abends. Siehe auch Anm. 115.

2 R. Steiner, *Kunst und Kunsterkenntnis*, GA 271, Dornach [3]1985, Vortrag vom 1.6.1918, hier S. 177.

3 Pioniere sind hierin der Lehrstuhl für Integrative und Anthroposophische Medizin (Prof. Dr. Peter Heusser) und das Institut für Evolutionsbiologie (Prof. Dr. Wolfgang Schad u. Priv.Doz. Dr. Bernd Rosslenbroich), beide an der Universität Witten/Herdecke.

4 R. Steiner, Die physischen und die geistigen Abhängigkeiten der Menschen-Wesenheit, in: ders., *Von Seelenrätseln (1917)*, GA 21, Dornach [5]1983, Kap. IV.6, hier S. 150 ff.

5 V. V. Halász, *Physiologie des musikalischen Erlebens im Werk Rudolf Steiners, mit besonderer Berücksichtigung atemabhängiger Liquorpulsation.* Diplomarbeit zur Erlangung des akademischen Grades Doktorin der gesamten Heilkunde, Medizinische Universität Wien, 18.04.2018.

6 A. Neider, Das Leib-Seele-Problem oder: Wie lässt sich die «Erklärungslücke» schließen?, in: *Der Merkurstab*, 6/2011, S. 559-566.

7 R. Steiner, *Die Philosophie der Freiheit*, GA 4, 1962, S. 270.

8 M. Bindelli in seinen Beiträgen zur *Arbeitswoche* für Menschenwissenschaft durch Kunst 1995 in Stuttgart, Thema: Der hörende Mensch, vgl. A. Husemann (Hrsg.), *Menschenwissenschaft durch Kunst. Die plastisch-musikalisch-sprachliche Menschenkunde*, Stuttgart 2007, S. 223, 226.

9 M. tensor tympani und M. stapedius «kontrahieren sich immer kurz vor der eigenen Vokalisation» (vgl. G. Heldmaier, G. Neuweiler, *Vergleichende Tierphysiologie*, Bd. 1, Berlin, Heidelberg 2003, S. 252), also vor dem Erklingen des Kehlkopfes. Der Ochsenfrosch benutzt seine Trommelfelle sogar als Schallabstrahler: «Wenn Ochsenfrösche rufen, schwingen die Trommelfelle und strahlen einen beachtli-

chen Teil der Schallenergie ab.» (Ebd., S. 246) Dieser Zusammenhang von Kehlkopftätigkeit und Hören wird uns im 3. Kapitel weiter beschäftigen.

10 E. Kolb (Hrsg.), *Lehrbuch der Physiologie der Haustiere*, Stuttgart [5]1989, S. 949.

11 F. Hollwich, *Augenheilkunde*, Stuttgart [8]1976, S. 3.

12 Vgl. R. Steiner, *Geisteswissenschaft und Medizin (Erster Ärztekurs)*, GA 312, Dornach [7]1999, Vorträge vom 24.3.1920, hier S. 91, vom 26.3.1920, hier S. 125, sowie vom 3.4.1920, hier S. 275.

13 E. Gaupp, Beiträge zur Kenntnis des Unterkiefers der Wirbeltiere (1911). Vgl. D. Starck, *Vergleichende Anatomie der Wirbeltiere auf evolutionsbiologischer Grundlage*, Bd. 2, Berlin/Heidelberg/New York 1979, S. 336 ff.

14 G. Husemann, Vorträge in der *Arbeitswoche für* Menschenwissenschaft durch Kunst 1974 und 1980 in Stuttgart, vgl. Anm. 8.

15 G. Heldmaier, G. Neuweiler, *Vergleichende Tierphysiologie*, a.a.O. (Anm. 9), S. 250 ff.

16 A. Tumarkin, Evolution of the Auditory Conducting Apparatus in Terrestrial Vertebrates, in: A. V. S. de Reuck, J. Kringht (Hrsg.), *Hearing Mechanisms in Vertebrates*. A Ciba Foundation Symposion, London; J. + A. Churchill Ltd. 1968, S. 18–37. A. Portmann, *Einführung in die vergleichende Morphologie der Wirbeltiere*, Basel, Stuttgart [5]1976, S. 171, Abb. 149.

17 G. Heldmaier, G. Neuweiler, *Vergleichende Tierphysiologie*, a.a.O. (Anm. 9), S. 248 ff.

18 K. M. Douglas, D. K. Bilkey, Amusia is assiociated with deficits in spatial processing, in: *Nature Neuroscience*, Vol. 10, No. 7, Juli 2007, S. 915-921. – Dies spiegelt die Vereinigung von Innenohr und Gleichgewichtsorgan funktionell wider.

19 H. P. Zenner, Physiologie und biochemische Grundlagen des normalen und des gestörten Gehörs, in: H. N. Naumann, J. Helms, C. Herberhold (Hrsg.), *Oto-Rhino-Laryngologie in Klinik und Praxis*, Bd. 1: Ohr, Stuttgart 1994, S. 81–259.

20 Ebd. – Einer persönlichen Mitteilung des Autors zufolge (Nov. 2005) hat die bis dahin aktuelle Forschung die hier referierten Befunde über die Innenohrphysiologie bestätigt.

21 R. F. Schmidt, F. Lang, G. Thews, *Physiologie des Menschen – mit Pathophysiologie*, Heidelberg [29]2005.

22 Ebd.

23 Vgl. Anm. 19.

24 Vgl. ebd.

25 H. Spoendlin, Strukturelle Organisation des Innenohres, in: H. N. Naumann, J. Helms, C. Herberhold (Hrsg.), *Oto-Rhino-Laryngologie in Klinik und Praxis*, a.a.O. (Anm. 19), S. 57.

26 J. W. Goethe, Zur Tonlehre, in: R. Steiner (Hrsg.), *Goethes Naturwissenschaftliche Schriften*, Bd. 5, Dornach 1975, S. 596-600, hier S. 598.

27 Vgl. Anm. 19.

28 R. Steiner, *Das Wesen des Musikalischen und das Tonerlebnis im Menschen*, GA 283, Dornach [4]1989, Vortrag vom 7.3.1923, hier S. 122.

29 Vgl. Anm. 8.

30 Dass Musik und Sprache auch im Raum erklingen, ist für ihren Inhalt unwesentlich. Eine Melodie oder ein gesprochener Satz bleiben gleich, ob ich sie von rechts, von links, von vorn oder von hinten höre. Für die Gliederbewegung ist der Raum wesentlich; für die Bewegung von Musik und Sprache ist er nur *Erscheinungsmedium.* Ihr inhaltlich-wesentlicher Prozess bewegt sich in der Zeit.

31 S. Hahnemann, *Organon der Heilkunst*, Coethen [6]1865, § 20, S. 112.

32 Der der projektiven Geometrie entnommene Vorgang der Umstülpung führt das Denken in die Wirklichkeit des Ätherischen. Vgl. G. Adams, O. Whicher, *Die Pflanze in Raum und Gegenraum. Elemente einer neuen Morphologie*, Stuttgart 1979.

33 R. Steiner, *Geisteswissenschaft und Medizin*, a.a.O. (Anm. 12), Vortrag vom 22.3.1920.

34 Th. McKeen, Die Anatomie des Ohres und das Hören, in: ders., *Wesen und Gestalt des Menschen*, Stuttgart 1996, S. 204–223. Dieser Aufsatz beruht inhaltlich im Wesentlichen ebenfalls auf Gisbert Husemanns Vorträgen (siehe Anm. 14).

35 Die Kehlkopffunktion bei Fledermäusen und Delfinen wird im Ultraschall zur *Sinnesfunktion* des Echolots und damit zur Kopffunktion umgestülpt. Dies ist ein Beispiel für Rudolf Steiners Feststellung, dass die Steigerung einer Entität – hier der Tonfrequenz – nie bis ins Unendliche die gleiche Wirkungsqualität behält, sondern an definierten Punkten umschlägt, sodass bei weiterer Steigerung die entgegengesetzte Qualität auftritt (vgl. R. Steiner, *Geisteswissenschaft und Medizin*, a.a.O., Anm. 12, Vortrag vom 22.3.1920).

36 G. W. F. Hegel, *Werke in 20 Bänden*, Frankfurt 1970, Bd. 9, S. 174.

37 W. S. Condon, L. W. Sander, Synchrony demonstrated between movements of the Neonate and Adult Speech, in: *Child Development*, Vol. 45, 1974. Zit. nach E.-M. Kranich, *Der innere Mensch und sein Leib*, Stuttgart 2003.

38 E.-M. Kranich, ebd.; R. Patzlaff, *Der gefrorene Blick*, Stuttgart 2004.

39 R. Steiner, *Exkurse in das Gebiet des Markus-Evangeliums*, GA 124, Dornach [4]1995, Vortrag vom 7.3.1911.

40 Übers. A. H.; siehe I. Molnar-Szakacs, K. Overy, Music and mirror neurons: from motion to emotion, in: *Social Cognitive and Affective Neuroscience* 2006 1 (3): 235–241, hier S. 238: «... that humans may comprehend all communicative signals, whether visual or auditory, linguistic or musical, in terms of their understanding of the motor action behind the signal ...».

41 C. Pacchetti et al., Active music thearapy in Parkinsons disease: an integrative method for motor and emotional rehabilitation, in: *Psychosom. Med.* 2000 / 62 (3), S. 386-393.

42 O. Sacks, *Der einarmige Pianist*, Reinbek bei Hamburg 2008, S. 274-285.

43 O. Sacks, *Der Tag, an dem mein Bein fortging*, Reinbek bei Hamburg 1996, S. 146.

44 T. Wehner, S. Vogt, M. Stadler, P. Schwab, P. Kruse, Intra- and Interpersonal Biosignal-Processing: Further Developments of Common EMG-Biofeedback Procedures, in: *Journal of Psychophysiology* 1, 1987: S. 135-148.

45 Wie das Ohr dem Stoffwechsel-Gliedmaßen-System, so ist das Auge schon anatomisch dem Gehirn analog gebaut, und es entstammt embryonal dem Zwischenhirn. Die Netzhaut ist vorgeschobenes Gehirn. Daher ist den Eindrücken des Auges gegenüber maximale Distanz und Kritikfähigkeit möglich. Vgl. die Studie «Gehirn und Auge» von Gisbert Husemann in: *Sinnesleben, Seelenwesen und Krankheitsbild*, Stuttgart 1998, S. 18-27.

46 C. Breme, *Plastisch erarbeitete Embryologie*, Leymen [3]2008, S. 28. Mit freundlicher Genehmigung des Autors.

47 D. Starck, *Vergleichende Anatomie der Wirbeltiere auf evolutionsbiologischer Grundlage*, Bd. 3, Berlin/Heidelberg/New York 1982, S. 657.

48 R. Steiner, Meditativ erarbeitete Menschenkunde, in: *Erziehung und Unterricht aus Menschenerkenntnis*, GA 302a, Dornach [4]1993, Vortrag vom 21.9.1920, hier S. 45.

49 S. Elsas, Auf dem Weg zu einem spirituellen Verständnis menschlicher Bewegung und der Funktion der sogenannten motorischen Nerven, in: *Der Merkurstab*, 5/2021, S. 384-394.

50 P. Heusser, Die Beziehung des Seelenlebens zum Organismus und das Problem der «motorischen» Nerven, in: P. Heusser, J. Weinzirl, T. Scheffers, R. Ebersbach (Hrsg.), *Studienkommentare zum medizinischen Werk Rudolf Steiners – «Die Zukunft des medizinischen Lebens», Bd. 2, Geisteswissenschaft und Medizin (GA 312)*, Dornach 2020, S. 297-338.

51 V. Zuckerkandl, *Die Wirklichkeit der Musik*, Zürich 1963.

52 A. Schopenhauer, Die Welt als Wille und Vorstellung. Drittes Buch. Die Platonische Idee. Das Objekt der Kunst, in: R. Steiner (Hrsg.), *Arthur Schopenhauers Werke*, (Stuttgart o. J.; 1894), Bd. 5/6, S. 110 (Hervorhebungen A. H.).

53 R. Steiner, *Das Wesen des Musikalischen und das Tonerlebnis im Menschen*, a.a.O. (Anm. 28).

54 In seinem Notizbuch zur Vorbereitung des Toneurythmie-Kurses notiert Rudolf Steiner: «Man hat die Grundlage im Moll-Dreiklang, dann die andern Töne, die *wie die einzelnen Taten* herauskommen.» R. Steiner, *Eurythmie als sichtbarer Gesang (Ton-Eurythmie-Kurs)*, GA 278, Basel ^{7}2016: Eintragungen in Notizbuch 494 zu den Vorträgen vom 19.-27.2.1924, hier S. 233 (Hervorhebung A. H.).

55 R. Steiner, *Der irdische und der kosmische Mensch*, GA 133, Dornach ^{4}1989, Vortrag vom 18.6.1912.

56 Schopenhauer war als Buddhist von der Reinkarnation überzeugt.

57 A. Brendel, *Musik beim Wort genommen*, München 1992, S. 26.

58 R. Steiner, *Geistige Zusammenhänge in der Gestaltung des menschlichen Organismus*, GA 218, Dornach ^{6}2017, Vortrag vom 9.12.1922, hier S. 313.

59 R. Steiner, *Exkurse in das Gebiet des Markus-Evangeliums*, a.a.O. (Anm. 39), ebd., S. 163 f.

60 Im Einzelnen ist dies entwickelt in: A. Husemann, *Der musikalische Bau des Menschen*, Stuttgart ^{4}2003, Kap. 2.

61 J. Staubesand, Kopf und Hals, in: A. Benninghoff, *Lehrbuch der Anatomie des Menschen*, Bd. 1, München/Wien/Baltimore $^{13/14}$1985, S. 502 (Hervorhebung A. H.).

62 Es wäre lohnend, dieser Frage genauer anhand der vorliegenden Daten in einer

Dissertation auf den Grund zu gehen! Ein verwandtes Phänomen ist der für den Menschen spezifische Platzmangel der bleibenden Zähne in der Kieferfront; der Kieferorthopäde Stöckli wundert sich, wie es eigentlich kommt, dass die beiden Größen – die Dimension des Kieferknochens und die Breitensumme der Zähne – nicht exakt genetisch korreliert sind. Auch schon hier weist Rudolf Steiner auf die Ich-Organisation hin, die in den zweiten Zähnen wirksam wird, in den Milchzähnen aber nicht. Siehe A. Husemann, *Der Zahnwechsel des Kindes*, Stuttgart 1996, S. 112 f.

63 R. Steiner, Menschengeist und Tiergeist, in: ders., *Antworten der Geisteswissenschaft auf die großen Fragen des Daseins*, GA 60, Dornach [2]1983, Vortrag vom 17.11.1910, hier S. 102.

64 Die Geistwesenheit einer Tierart lebt als Gruppenseele außerhalb des physischen Leibes in der geistigen Welt. Das Tier lebt deshalb ohne die Freiheit im reflektierenden Denken, ohne Schuld, ohne Karma und Reinkarnation.

65 R. Steiner, *Geistige Zusammenhänge in der Gestaltung des menschlichen Organismus*, a.a.O. (Anm. 58).

66 R. Steiner, *Anthroposophische Leitsätze. Der Erkenntnisweg der Anthroposophie – Das Michaels-Mysterium*, GA 26, Dornach [6]1972, Nr. 36, S. 29.

67 R. Steiner, *Der Mensch als Zusammenklang des schaffenden, bildenden und gestaltenden Weltenwortes,* GA 230, Dornach [7]1993, Vortrag vom 21.10.1923.

68 W. Schad, Die Ohrorganisation, in: W. Schad (Hrsg.), *Goetheanistische Naturwissenschaft Bd. 4, Anthropologie*, Stuttgart 1985, S. 174-189.

69 R. Steiner, Über Gesundheit und Krankheit. *Grundlagen einer geisteswissenschaftlichen Sinneslehre*, GA 348, Dornach [3]1983, Vortrag vom 29.11.1922, hier S. 62, sowie ders., Konferenz vom 5.12.1922 (in: *Konferenzen mit den Lehrern der Freien Waldorfschule Stuttgart 1919–1924*, Bd. II, GA 300/2, Dornach [4]1975, hier S. 202). Am 2.7.1921 wird von Rudolf Steiner das Gehirn als die wiederverkörperte Leber des vorherigen Erdenlebens beschrieben (siehe: *Menschenwerden, Weltenseele und Weltengeist. Erster Teil: Der Mensch als leiblich-seelische Wesenheit im Verhältnis zur Welt*, GA 205, Dornach [2]1987, hier S. 103 ff.). So ergibt sich aus dem Gesamtzusammenhang der Darstellungen R. Steiners über die reinkarnatorischen Umstülpungen von unteren Organen in solche des Kopfes, dass die Cochlea des Innenohres als der wiederverkörperte Darm anzusprechen ist.

70 Auch für diese Metamorphose gibt es naturwissenschaftliche Korrelate. Die Mikrovilli des Darmes sind die feinsten Mikrozotten der Darmzelle, die so in die Darmflüssigkeit tauchen wie die Sinneshärchen der Haarzellen in die Endolymphe. Wie im Ohr der Ton wahrgenommen wird, so wird im Darm die Nahrung über die Rezeptoren der Glykokalix der Darmzotten zunächst (unbewusst) geschmeckt. «Antikörper gegen Hühnerfibrin aus Mikrovilli des Darmes zeigten eine Affinität für Ohr-Stereozilien aller untersuchten Säugetiere und Nicht-Säugetiere» (H. P. Zenner, a.a.O., Anm. 19). – Wolfgang Schad hatte schon 1985 auf die gleichzeitige Entwicklung von Darmspirale und Ohrspirale hingewiesen: W. Schad, Die Ohrorganisation, a.a.O. (Anm. 68), ebd.

71 Die Einwirkung der Schwerkraft auf die Keimesentwicklung von Pflanze und Tier ist inzwischen ausführlich erforscht, siehe z.B. L. Wolpert et al., *Entwicklungsbiologie*, Heidelberg/Berlin 1999, S. 80, S. 236 ff. (Einfügung A. H.).

72 R. Steiner, *Geistige Zusammenhänge in der Gestaltung des menschlichen Organismus*, a.a.O. (Anm. 58), hier S. 311.

73 R. Steiner, *Die Kunst des Erziehens aus dem Erfassen der Menschenwesenheit*, GA 311, Dornach [5]1989, Vortrag vom 18.8.1924, hier S. 101 f.

74 Dieser Zusammenhang erschließt den Hintergrund für die Meditation im chemischen Äther innerhalb der sog. *Wärme-Meditation*. Dort heißt es u.a. «Ich fühle tönend die Weltsubstanz», wobei der Meditierende *seine Aufmerksamkeit auf die Bauchregion* in der Gegend des Nabels lenken soll. Vgl. P. Selg, *Die »Wärme-Meditation»: Geschichtlicher Hintergrund und ideelle Beziehungen*, Dornach [4]2018.

75 R. Steiner, *Die Geheimwissenschaft im Umriss*, GA 13, Dornach [31]2013, S. 166 ff.

76 R. Steiner, ebd.

77 G. Beeli, M. Esslen, L. Jäncke, When coloured sounds taste sweet, in: *Nature* 2005 / 434, S. 38 (Übers. A. H.).

78 G. Husemann, *Erdengebärde und Menschengestalt*, Stuttgart 1962, S. 190.

79 R. Steiner, I. Wegman, *Grundlegendes für eine Erweiterung der Heilkunst nach geisteswissenschaftlichen Erkenntnissen*, GA 27, Dornach [7]1991, Kap. 17, hier S. 90.

80 Vgl. auch O. Wolff, *Grundlagen einer geisteswissenschaftlich erweiterten Biochemie*, Stuttgart [2]2013, S. 312-321.

81 R. Steiner, *Geisteswissenschaftliche Impulse zur Entwickelung der Physik*, Bd. I – Erster naturwissenschaftlicher Kurs: Licht, Farbe, Ton – Masse, Elektrizität, Mag-

netismus, GA 320, Dornach [5]2020: Schriftliche Fragenbeantwortung – Stuttgart, 1919, hier S. 191.

82 Newlands bezeichnete als «Oktaven» den Vorgang, dass nach sieben Schritten der Steigerung des Atomgewichts eine achte Substanz wieder ähnliche Eigenschaften aufweist wie die der «Oktav darunter». Da er die Edelgase noch nicht kannte, ergab sich z.B. für Kohlenstoff als Grundton der Weg über N(2) O(3) F(4) Na(5) Ca(6) Al(7) bis zum Silizium als «Oktav des Kohlenstoff» insofern, als Silizium nach sieben Schritten mit ähnlichen Eigenschaften wie Kohlenstoff auftritt. Die Gerüstfunktion, die der Kohlenstoff im Organischen innehat, verwirklicht Kieselsäure im Mineralischen. So kann man jede Substanz als Ausgangspunkt einer achtstufigen Periode nehmen. Bezieht man die Edelgase mit ein, wie dies in der Elektronenpaarbindungstheorie geschieht, dann ergibt sich ein anderer Gesichtspunkt für das musikalische Denken, der auf die Beziehungsdynamik zwischen den Elementen eingeht.

83 Vgl. J. Mezger, *Gesichtete Homöopathische Arzneimittellehre*, Bd. 1, Stuttgart [3]1964.

84 A. Husemann, *Der musikalische Bau des Menschen*, a.a.O. (Anm. 60), S. 96 und 140 ff.

85 L. Trueb, *Die chemischen Elemente. Ein Streifzug durch das Periodensystem*, Stuttgart 1996.

86 R. Steiner, *Geisteswissenschaftliche Impulse zur Entwickelung der Physik*, Bd. II – Zweiter naturwissenschaftlicher Kurs: Die Wärme auf der Grenze positiver und negativer Materialität, GA 321, Dornach [4]2000, Vortrag vom 14.3.1920, hier S. 205.

87 W. Amelung, G. Hildebrandt, *Balneologie und medizinische Klimatologie*, Bd. 1, Berlin/Heidelberg/New York/Tokyo 1985, S. 30-108. B. Roßlenbroich, *Die rhythmische Organisation des Menschen*, Stuttgart 1994.

88 R. Steiner, Blut ist ein ganz besonderer Saft, in: ders., *Die Erkenntnis des Übersinnlichen in unserer Zeit und deren Bedeutung für das heutige Leben*, GA 55, Dornach [2]1983, Vortrag vom 25.10.1906, hier S. 50.

89 R. Steiner, Die Ätherisation des Blutes, in: ders., *Das esoterische Christentum und die geistige Führung der Menschheit*, GA 130, Dornach [5]2023, Fragenbeantwortung zum Vortrag vom 1.10.1911, hier S. 108.

90 R. Steiner, *Die Geheimwissenschaft im Umriss*, a.a.O. (Anm. 75).

91 Auf die Schwierigkeit, Wärme ohne Materie zu denken, geht R. Steiner in der

erwähnten Schrift ein; siehe dazu auch das Werk des Physikers M. Basfeld, *Wärme: Ur-Materie und Ich-Leib*, Stuttgart 1998.

92 Vgl. D. Bosse, *Die gemeinsame Evolution von Erde und Mensch*, Stuttgart 2002.

93 J. W. v. Goethe, *Werke – Hamburger Ausgabe in 14 Bänden*, München 1981, Bd. 6, S. 639 (Hervorhebung A. H.). – Mit der Goethe eigenen Zurückhaltung wird hier doch ganz unzweideutig der alchymistische Grundgedanke, den er vierzig Jahre zuvor in seinen Studien bei Susanna von Klettenberg aufgenommen hatte, ausgesprochen. Es ist der Urgedanke der Rosenkreuzer, wonach jede chemische Wechselwirkung die äußere Manifestation eines seelisch-geistigen Prozesses im Menscheninnern ist – «umso mehr, als doch überall nur eine Natur ist...». Vgl. auch H. Beckh, *Alchymie. Vom Geheimnis der Stoffeswelt*, Dornach 1987, S. 38 ff.; G. Husemann, Goethes Verhältnis zum Zinn; Goethes Verhältnis zur Geologie, in: *Sinnesleben, Seelenwesen und Krankheitsbild*, a.a.O. (Anm. 45), S. 261 ff. und 278 ff.; D. Bosse, *Goethes Initiation und die Ursphäre der Erde, Studien und Versuche*, Stuttgart 1995.

94 R. Steiner, *Perspektiven der Menschheitsentwickelung. Der materialistische Erkenntnisimpuls und die Aufgabe der Anthroposophie*, GA 204, Dornach [1]1979, Vortrag vom 23.4.1921, hier S. 140.

95 A. Blickle, E. Bindel, Das periodische System der Elemente als Schöpfungsurkunde, in: *Die Drei*, April/Juni 1948.

96 R. Steiner, *Kunst im Lichte der Mysterienweisheit*, GA 275, Dornach [3]1990, Vortrag vom 29.12.1914.

97 R. Steiner, *Eurythmie als sichtbarer Gesang*, a.a.O. (Anm. 54), Vortrag vom 20.2.1924, hier S. 63.

98 R. Steiner, ebd., S. 69.

99 R. Steiner, *Meditative Betrachtungen und Anleitungen zur Vertiefung der Heilkunst. Vorträge für Ärzte und Studierende der Medizin* (sog. Jungmedizinerkurs), GA 316, Dornach [4]2003, Vortrag vom 22.4.1924, hier S. 167.

100 Johann Heinrich Deinhardt fasste die Idee ins Auge, dass die Seele schon in diesem Leben den neuen Leib ausarbeitet, den sie dann über die Schwelle des Todes trägt. Vgl. R. Steiner, *Vom Menschenrätsel. Ausgesprochenes und Unausgesprochenes im Denken, Schauen, Sinnen einer Reihe deutscher und österreichischer Persönlichkeiten*, GA 20, Dornach [5]1984, S. 63 und 167; sowie ders., *Geistige Zu-*

sammenhänge in der Gestaltung des menschlichen Organismus, a.a.O. (Anm. 58), Vortrag vom 5.11.1922: Die verborgenen Seiten des Menschendaseins und der Christus-Impuls, hier S. 124.

101 R. Steiner, *Das Wesen des Musikalischen und das Tonerlebnis im Menschen*, a.a.O. (Anm. 28), Vortrag vom 7.3.1923.

102 R. Steiner, *Die Brücke zwischen der Weltgeistigkeit und dem Physischen des Menschen. Die Suche nach der neuen Isis, der göttlichen Sophia,* GA 202, Dornach [4]1993, Vortrag vom 18.12.1920, hier S. 189.

103 Die Rätselgestalt der Mignon in Goethes Wilhelm Meister, die vielerlei Deutungen erfahren hat, scheint mir am ehesten auf den werdenden Menschen hinzudeuten, wie er auch in Rudolf Steiners Bild auftaucht, als ein Kind, das aus der Zukunft in die Gegenwart strebt: «... lasst mich scheinen, bis ich werde.»

104 R. Steiner, *Geisteswissenschaft und Medizin*, a.a.O. (Anm. 12), Vortrag vom 6.4.1920, hier S. 315 ff.

105 S. Russell, J. Ickovics, R. Yaffee: Exploring Potential Pathways Between Parity and Tooth Loss Among American Women. *American Journal of Public Health*, vol. 98, No. 7: 1263–1270, Juli 2008; zit. nach: R. Menzel, R. Völker, *Gesunde* Zähne – eine lebenslange Herausforderung, Bad Liebenzell 2009, S. 81.

106 R. Steiner, *Geisteswissenschaft und Medizin*, a.a.O. (Anm. 12), Vortrag vom 6.4.1920, hier S. 317.

107 R. Steiner, *Heilpädagogischer Kurs*, GA 317, Dornach [8]1995, Vortrag vom 5.7.1924.

108 G. Sachse, G. Siebert, Zur Mundgesundheit, zum Ernährungsverhalten und zur sozioökonomischen Situation von Jugendlichen. *Deutsche zahnärztliche Zeitschrift* 41 (1986), S. 191-194.

109 R. Steiner, *Geisteswissenschaft und Medizin*, a.a.O. (Anm. 12), Vorträge vom 6.4. und 9.4.1920.

110 R. Steiner, *Geisteswissenschaftliche Gesichtspunkte zur Therapie (Zweiter Ärztekurs)*, GA 313, Dornach [5]2001, Vortrag vom 14.4.1921; H. Koepke, *Das neunte Lebensjahr. Seine Bedeutung in der Entwicklung des Kindes*, Dornach 1993.

111 R. Steiner, *Eurythmie als sichtbarer Gesang*, a.a.O. (Anm. 54), Vortrag vom 20.2.1924, hier S. 66 und 69.

112 J. Mezger, a.a.O. (Anm. 83).

113 A. Husemann, *Der musikalische Bau des Menschen*, a.a.O. (Anm. 60).

114 Frau Dr. med. Beatrice Hallqvist (Teilnehmerin im Studienjahr 2003/2004 an der Eugen-Kolisko-Akademie) sei für ihre Mitwirkung herzlich gedankt. Sie hatte die therapeutische Intuition des Fluors, nachdem wir den musikalischen Fluorprozess besprochen hatten, und hat den Text der Krankengeschichte mitverfasst. – Mit diesen Ausführungen ist der Fluorprozess im Menschen keineswegs vollständig umfasst, insbesondere fehlt der Bezug zum Magnesiumprozess. Es ging dem Verfasser hier um die Seite des Fluorprozesses, die sich mit der Gliedmaßenbewegung im Sinne des ersten Kapitels zusammenschließt.

115 «Aber es geht in der Zukunft nicht ab, ohne dass Mensch und Natur wiederum eins werden, dass dasjenige, was in der Natur als Endzustand des Wesenhaften durch Physik und Chemie erforscht wird, durch ein zur Physik und Chemie gehöriges Wesenhaftes im unteren Menschen ergänzt wird, im Menschen, der abhängig ist vom physischen Leib und Ätherleib. Es kommt ... nicht darauf [an], ... dass man ein periodisches System als besonders Wesenhaftes hervorhebt, denn das ist ja auch nur ein Schema ..., sondern darauf kommt es an, dass ... ich mich daran mache, in ernstlicher Arbeit die Prozesse im Menschen zu suchen, welche in seinem Säftekreislauf, welche in seiner Säftetätigkeit durch die Tätigkeit des ätherischen Leibes stattfinden. *Die Erklärung der chemischen Vorgänge in der Natur liegt in den Vorgängen des ätherischen Leibes [des Menschen]* ... Das ist es, was auch in unserer Therapie das Wesentliche ist, dass nun endlich die alte konfuse Physiologie aus ihr verschwinde, und an ihre Stelle eine reale Chemie und reale Psychologie treten.» R. Steiner, *Der Entstehungsmoment der Naturwissenschaft in der Weltgeschichte und ihre seitherige Entwickelung*, GA 326, Dornach [3]1977, Vortrag 6.1.1923, hier S. 148 f. – Diese Gedanken schließen an die Ausführungen über das methodische Problem der Physiologie an, das in den Vorträgen «Grenzen der Naturerkenntnis» angesprochen wird: An Goethes phänomenologische Methode muss angeschlossen werden. «Will man den Menschen wirklich physiologisch erforschen, dann muss man mit Ausschaltung des Denkens auf diese Weise das bildhafte Vorstellen nach innen treiben, so dass die Leiblichkeit des Menschen in Imaginationen darauf reagiert. Das ist allerdings ein Weg, der in der abendländischen Entwickelung erst im Beginne ist, aber es ist der Weg, der eingeschlagen werden muss ...» R. Steiner, *Grenzen der Naturerkenntnis*, a.a.O. (Anm. 1), Vortrag vom 2.10.1920, abends, hier

S. 105. «Aber damit man die Seelenkräfte verstärke und die Wahrnehmungen im richtigen Sinne gewissermaßen einsaugt, ohne dass man sie beim Einsaugen mit Vorstellungen verarbeitet, kann man auch noch das machen, ... dass man sich symbolische oder andere Bilder schafft zu dem mit dem Auge zu Sehenden, mit dem Ohre zu Hörenden ... Dadurch, dass man gewissermaßen das Wahrnehmen in Fluss bringt, dadurch, dass man Bewegung und Leben in das Wahrnehmen hineinbringt, ... wie es ... im symbolisierenden oder auch künstlerisch verarbeitenden Wahrnehmen [geschieht], dadurch kommt man viel eher zu der Kraft, sich von der Wahrnehmung als solcher durchdringen zu lassen.» R. Steiner, *Grenzen der Naturerkenntnis,* a.a.O. (Anm. 1), Vortrag vom 3.10.1920, hier S. 113 f. – Die Hinweise R. Steiners für eine musikalische Menschenkunde im Medizinstudium müssen mit diesen H*i*nweisen methodisch im Zusammenhang gedacht werden. Siehe R. Steiner, *Meditative Betrachtungen und Anleitungen zur Vertiefung der Heilkunst,* sog. «Jungmedizinerkurs», a.a.O. (Anm. 99), Vortrag vom 24.4.1924.

116 J. G. Herder, Viertes kritisches Wäldchen, Zweites Stück, in: *Werke*, Bd. II, München 1987, S. 153.

117 Der Verfasser gehört zu denen, die eine elektronische Wiedergabe von Musik nicht im vollen Sinne des Wortes ernst nehmen können.

118 Nie werde ich vergessen, wie ich – etwa dreizehnjährig – Wilhelm Backhaus in einem seiner letzten Konzerte in Stuttgart erlebte. Mit schlohweißem Haar nahm er für eine Klaviersonate von Beethoven Platz am schwarzen Flügel, legte die Hände auf die Tasten, und mit dem ersten Ton – war *der ganze erste Satz* anwesend. Eine völlig unerwartete Erfahrung, von deren Möglichkeit mir niemand zuvor berichtet hatte. – Joachim Kaiser hat die Fähigkeit, das Werkganze zur Erscheinung zu bringen, als charakteristisch für Wilhelm Backhaus betont, wie mir erst nach Fertigstellung der 1. Auflage bekannt wurde, siehe J. Kaiser, *Große Pianisten unserer Zeit*, Gütersloh o.J., S. 62-65.

119 J. Uhde, R. Wieland, *Denken und Spielen. Studien zu einer Theorie der musikalischen Darstellung*, Kassel [3]1990, S. 176 ff.

120 R. Steiner, *Anthroposophie, Psychosophie, Pneumatosophie*, GA 115, Dornach [4]2001, Vortrag vom 4.11.1910; C. Hueck, Zeitenkreuz und Geistesgeschichte, in: *Das Goetheanum* Nr. 28/2010, S. 10-11.

121 E. Kurt, *Musikpsychologie*, Hildesheim/New York 1931, Nachdruck 1969; V. Zuckerkandl, *Die Wirklichkeit der Musik*, Zürich 1963; J. Uhde, R. Wieland, *Denken und Spielen. Studien zu einer Theorie der musikalischen Darstellung*, a.a.O. (Anm. 119).

122 Th. W. Adorno, *Aufzeichnungen zu einer Theorie der musikalischen Reproduktion*, 2. Teil, S. 93, zit. nach J. Uhde, R. Wieland, a.a.O. (Anm. 119), S. 232.

123 R. Steiner, *Mein Lebensgang*, GA 28, Dornach [9]2000, Kap. 4, hier S. 73. Siehe auch M. Kurtz, Rudolf Steiner und Anton Bruckner, Teil 1, in: *Stil*, Ostern 2009/2010, 31. Jg., Heft 1; ders., Rudolf Steiner und Richard Wagner, in: *Stil*, Ostern 2010/2011, 32. Jg., Heft 1. – H. Kern hat prägnant auf das Musikalische in Goethes Denken hingewiesen, was die methodische Grundlage für eine Musikwissenschaft überhaupt bedeutet: Goethes Methoden «versetzen den Forschenden in die Lage, Verhältnishaftes in Bewegung zu denken und zu betrachten. Besonders die ‹anschauende Urteilskraft›, als Organ zur Erfassung des Lebendigen, ist ein eminent musikalisches Element.» H. Kern, Goetheanismus und Musik, in: *Erziehungskunst* 7/8-2009, S. 807.

124 Siehe D. Ebert, Atmung beim Klavierspielen. *Therapiewoche 15* (1996), 800–805; D. S. Ellis, Effects of Musik on Respiration and Heart-Rate, in: *Amer. J. Psychol.* 65 (1952), 39-47.

125 H.-H. Wängler, Höratmung, Sprechatmung, in: *Zeitschrift für Phoniatrie* 1959 und 1973, zit. nach O. v. Essen, *Allgemeine und angewandte Phonetik*, Berlin o.J., S. 14.

126 G. A. Roemer, Atmung und musikalisches Erleben (1925), in: L. Heyer-Grote (Hrsg.), *Atemschulung als Element der Psychotherapie* (WdF Bd. 65), Darmstadt 1970, S. 48-53.

127 E. Pöppel, *Wie kommt die Zeit in den Kopf?* http://www.ifa.de/pub/kulturaustausch/archiv/zfk-1998/zeit/poeppel (Hervorhebung A. H.). Den Hinweis auf diese Veröffentlichung verdanke ich Christoph Hueck.

128 E. Pöppel, *Eine zu große Herausforderung? Einige Fragen über die Zeit. Forschung und Lehre*; http://www.forschung-und-lehre.de/archiv/12-99/poeppel.htm (Hervorhebung A. H.).

129 E. Pöppel, *Wie kommt die Zeit in den Kopf?*, a.a.O. (Anm. 127).

130 Vgl. auch E. Pöppel, *Der Rahmen*, München 2006, S. 302.

131 Bemerkenswerterweise kommt E. Pöppel auch zu dem Schluss, dass Raum und Zeit dem Menschen nicht a priori gegeben sind (wie Kant meinte), sondern *Integrationsleistungen des Denkens* sind. So auch R. Steiner, Der Goethesche Raumbegriff, in: ders., *Einleitungen zu Goethes Naturwissenschaftliche Schriften,* GA 1, Stuttgart [4]1987, Kap. XVI.5, S. 288 ff.

132 E. Pöppel, *Der Rahmen*, a.a.O. (Anm. 130), ebd.

133 Persönliche Mitteilung an den Autor.

134 Die von R. Steiner vielfach zugrunde gelegte Zahl von 18 Atemzügen pro Minute ist ein Durchschnittswert für Erwachsene. Dabei schwankt die Frequenz zwischen 12 im Schlaf und 21 bei schwerer Arbeit. Die «Documenta Geigy» geben für Erwachsene (20-39 Jahre) 17,2 AZ/min an.

135 R. Steiner, *Das Rätsel des Menschen. Die geistigen Hintergründe der menschlichen Geschichte*, GA 170, Dornach [3]1992, Vortrag vom 15.8.1916; ders., *Von Seelenrätseln (1917)*, a.a.O. (Anm. 3), Kap. IV.6, ebd.; ders., *Kunst und Kunsterkenntnis*, a.a.O. (Anm. 2), Vorträge vom 6.5.1918 und 1.6.1918; ders., *Anthroposophie. Eine Zusammenfassung nach einundzwanzig Jahren,* GA 234, Dornach [6]1994, Vorträge vom 1.2. und 2.2.1924.

136 P. Selg, *Vom Logos der menschlichen Physis. Die Entfaltung einer anthroposophischen Humanphysiologie im Werk Rudolf Steiners,* Dornach 2000, S. 308-310, 466-472, 515-518.

137 R. Steiner, *Von Seelenrätseln*, a.a.O. (Anm. 3), ebd., S. 152 (umfassende Hervorhebungen A. H.).

138 R. Steiner, *Kunst und Kunsterkenntnis*, a.a.O. (Anm. 2), Vortrag vom 6.5.1918, hier S. 157 ff., sowie vom 1.6.1918, hier S. 177-179.

139 Es sei hier von einem mehrfach mit verschiedenen Studentengruppen wiederholten Experiment des Autors berichtet. Man singt eine bekannte Volksliedmelodie einstimmig ohne Text mit einer Gruppe Erwachsener. Dann fordert man auf: «Singt es noch einmal, *aber ohne dass man etwas hört*, nur innerlich!» Die meisten Sänger beenden das unhörbare Lied *gemeinsam*. Auf Nachfrage geben sie an, dass sie genauso geatmet haben wie beim «echten» Singen (was man auch beobachten kann). Nun wiederholt man die Aufgabe, das Lied nochmals still in der Vorstellung zu singen, aber jetzt bewusst darauf zu achten, dass die Atmung *nicht* wie beim Singen geführt wird. Sie soll einfach nebenher laufen. Das Ergeb-

nis ist, dass die Chor-Teilnehmer *nicht* mehr gemeinsam enden, das heißt, dass die Zeitgestalt des Liedes auseinanderfällt.

140 A. Mikulski, E. Herman, Die Hirnpulsation des Menschen, in: *Z. ges. Neurol. Psychiatr.* 1924 / 90, S. 496-520. M. Resnikow, S. Dawidenkow, Beiträge zur Plethysmographie des menschlichen Gehirns, in: *Z. Neurol. Psychiatr.* 4 (1911), 129-193. A. Mosso, Über den Kreislauf des Blutes im menschlichen Gehirn, Leizig 1881.

141 F. Bender et al., Über das Verhalten des Liquordrucks bei psychischen Vorgängen, in: *Z. ges. exp. Med.* 1951 / 117, S. 349-358. Zur Geschichte der Liquorforschung siehe: R. M. Schmidt, *Der Liquor cerebrospinalis*, Stuttgart 1987, sowie A. Mikulski, E. Herman, a.a.O. (Anm. 140).

142 O. Sacks, *Der einarmige Pianist*, a.a.O. (Anm. 42).

143 A. Damasio, *Descartes' Irrtum. Fühlen, Denken und das menschliche Gehirn*, Berlin 2006; ders., *Ich fühle, also bin ich*, Berlin 2007.

144 M. Spitzer, *Musik im Kopf*, Stuttgart 2004.

145 Siehe auch die Arbeiten in dem Sammelband von P. N. Juslin, J. A. Sloboda (Hrsg.), *Musik und Emotion*, 2003.

146 M. Spitzer, *Musik im Kopf*, a.a.O. (Anm. 144), S. 39.

147 E. Kolisko, Nachwort: Physiologisches und Therapeutisches, in: O. Werbeck-Svärdström, *Die Schule der Stimmenthüllung*, Dornach [6]2010, S. 221–237.

148 G. Husemann, Der Atemrhythmus des Gehirns im Liquor cerebro-spinalis, in: *Sinnesleben, Seelenwesen und Krankheitsbild*, a.a.O. (Anm. 45), S. 44-65.

149 A. Husemann, *Der musikalische Bau des Menschen*, a.a.O. (Anm. 60).

150 Auf die kulturgeschichtliche Dimension der Verwandlung des Atembewusstseins weist R. Steiner im Vortrag vom 30.11.1919, in: *Die Sendung Michaels. Die Offenbarung der eigentlichen Geheimnisse des Menschenwesens*, GA 194, Dornach [4]1994.

151 Die Dichte des Liquor cerebrospinalis verhält sich zur Dichte des Gehirngewebes wie 1,010 : 1,030. Das Gehirn verliert also nach dem archimedischen Prinzip so viel von seinem Gewicht, als ein gleiches Volumen von Liquor haben würde. Siehe J. Hyrtl, *Handbuch der topographischen Anatomie*, [6]1871, § XXVI; G. Husemann, Der Atemrhythmus des Gehirns im Liquor cerebro-spinalis, in: *Sinnesleben, Seelenwesen und Krankheitsbild*, a.a.O. (Anm. 45), S. 44-65, hier S. 45; A. Obermayer, *The weightlessness in People*, Melk [2]2019, pp. 202-203.

152 Ein Satellit auf niedrigerer Bahn muss sich schneller als die Erde bewegen, ein Satellit auf einer weiter entfernten Bahn müsste sich langsamer als die Erdoberfläche bewegen, um die Erdanziehung durch Fliehkraft zu kompensieren.

153 H. Leonhardt, G. Töndury, K. Zilles, Nervensystem, Sinnesorgane, in: A. Rauber, F. Kopsch (Hrsg.), *Anatomie des Menschen,* Stuttgart 1987, Bd. 3, S. 89.

154 P. Mörsdorf, *Weitgehende Schwerelosigkeit im Innern unseres Körpers und im Innern der Körper der Tiere und Pflanzen.* Manuskript 1987; vgl. auch ders., Raumfahrt: Gut adaptiert, in: *Deutsches Ärzteblatt* 47, 20.11.1985, 82. Jg.

155 Ph. Knoll, Über die Druckschwankungen in der Cerebrospinal-Flüssigkeit und den Wechsel in der Blutfülle des zentralen Nervensystems, in: *Sitz. Ber. Kais. Akad. Wess. Wien. Math. Naturw. Classe* 93/94 B, Abt. 3 (1886), S. 217-248, zit. nach R. M. Schmidt, *Der Liquor cerebrospinalis*, Stuttgart 1987, S. 59.

156 J. L. Shah, Positive lumbar extradural spacepressure, in: *Br. J. Anesth.* 1994 / 73: S. 309-314.

157 G. Schroth, U. Klose, Cerebrospinal fluid flow. Physiology of respiration-related pulsations, in: *Neuroradiology*, 1992 / 35, S. 10-15. P. Winkler, Cerebrospinal Fluid Dynamics in Infants Evoluated with Color Doppler US and Spectral Analysis: Respirator versus Arterial Synchronisation, in: *Radiology* 1994 / 192: S. 423-430. R. R. Lee, R. A. Abraham, C. B. Quinn, Dynamic physiologic Changes in lumbar CSF Volume quantitatively measured by threedimensional fast spin-echo, in: *MRT Spine* 2001 / 26: S. 1172-1178: «Das Volumen des Duralsacks von BWK 11 bis zum Duralsackende beträgt bei normaler Atmung 28–42 ml. Unter abdominellem Druck reduziert sich durch Erweiterung der epiduralen Venen das lumbale intrathekale Volumen um bis zu 40 Prozent.» Zit. nach S. J. A. Friese, *Einfluss der Atmung auf die kranielle und spinale Liquorbewegung*, Habilitationsschrift Univ. Tübingen 2003, S. 54 und 64.

158 Siehe P. Winkler, a.a.O. (Anm. 157).

159 R. Steiner, z.B. in München am 6.5.1918 und in Wien am 1.6.1918, in: *Kunst und Kunsterkenntnis*, a.a.O. (Anm. 2).

160 Bei thorakaler Atmung, die sich etwa ab dem zehnten Lebensjahr entwickelt, soll sich die Flussrichtung des Liquor umkehren (G. Schroth, U. Klose, a.a.O., Anm. 157). Die «thorakale Atmung» ist aber eine zusätzliche Überlagerung und Modifikation der primären, abdominellen Atmung.

161 S. J. A. Friese, *Einfluss der Atmung auf die kranielle und spinale Liquorbewegung*, a.a.O. (Anm. 157); U. Klose, C. Strik, C. Kiefer, W. Grodd, Detection of a Relation Between Respiration and CSF Pulsation with an Echoplaner Technique, in: *J. Magn. Resch. Imaging* 2000 / 11: S. 438-444.

162 V. V. Halász, *Physiologie des musikalischen Erlebens im Werk Rudolf Steiners, mit besonderer Berücksichtigung atemabhängiger Liquorpulsation*, a.a.O., (Anm. 4), S. 169.

163 D. I. J. Beentjes, The cochlear aqueduct and the pressure of cerebrospinal and endolybyrinthic fluids, in: *Acta Otolaryngologica* 73 (1972), 112-120. Zit. nach R. J. Marchbank, A. Reid, Cochlear and cerebrospinal fluid pressure: their interrelationship and control-mechanisms, in: *British Journal of Audiology* 1990 / 24: S. 17-187. – Wichtig ist auch die Arbeit von Q. Gopen et al., Anatomy of normal human cochlear aquaeduct with functional implications, in: *Hearing Research* 107 (1997), 9-22. Die Autoren vermuten, dass der Ductus perilymphaticus (Aquaeductus cochleae) das Innenohr *abschirmt* von den Herzpulsationen und den Liquorschwankungen der Atmung. Dies ist der einzige Hinweis, den ich finden konnte, der eine funktionelle Wechselwirkung zwischen Atemdynamik des Liquors und Perilymphe des Ohres in Erwägung zieht.

164 Darüber hinaus konnten Arnold und Ilberg beim Meerschweinchen einen weiteren Verbindungsweg zwischen Liquorsystem und Innenohr über die Perineuralscheide des Hörnervs nachweisen: W. Arnold, C. von Ilberg, Verbindungswege zwischen Liquor und Perilymphraum, in: *Arch. Klin. exp. Ohr-, Nase- und Kehlk. Heilk.* 1971 / 198, S. 247-261.

165 Noch offen ist aus meiner Sicht die Frage, welche Bedeutung Brustatmung und Bauchatmung für die Liqourbewegung haben. Georg Soldner, als Review-Partner dieses Kapitels in der 1. Auflage, gab zu bedenken, dass es für die Entwicklungspsychologie des Kindes von Bedeutung wäre zu erforschen: wann und wie sich genauer der Übergang von der Bauchatmung des Säuglings zur Brustatmung vollzieht, außerdem: ob und wie der konstitutionell vorherrschende Atemtyp sich in der Liquordynamik bzw. in der Verfassung des Bewusstseins spiegelt.

166 Eine musikalische Physiologie der Liquorbildung findet sich in: A. Husemann, *Der musikalische Bau des Menschen*, a.a.O. (Anm. 60), S. 90-103.

167 R. F. Schmidt, F. Lang, G. Thews, *Physiologie des Menschen – mit Pathophysiologie*, a.a.O. (Anm. 21), vierte Umschlagseite.

168 Vgl. A. Husemann, *Die Blutbewegung und das Herz*, Stuttgart 2019, S. 71 und 115.

169 R. Steiner, *Das Sonnenmysterium und das Mysterium von Tod und Auferstehung*, GA 211, Dornach [2]1986, Vortrag vom 1.4.1922: Die Erkundung und Formulierung des Weltenwortes in der Ein- und Ausatmung. – Bzgl. einer anthroposophischen Aufarbeitung des venösen und arteriellen Kreislaufsystems siehe: A. Husemann, *Die Blutbewegung und das Herz*, a.a.O., (Anm. 168).

170 R. Steiner, *Anthroposophie. Eine Zusammenfassung nach einundzwanzig Jahren*, a.a.O. (Anm. 135), Vortrag vom 2.2.1924.

171 R. Steiner, *Geisteswissenschaftliche Impulse zur Entwickelung der Physik*, Bd. I, a.a.O. (Anm. 81), Vortrag vom 24.12.1919, hier S. 43 (Hervorhebung A. H.).

172 J. W. v. Goethe, *Werke – Hamburger Ausgabe in 14 Bänden*, a.a.O. (Anm. 93), Bd. 1, S. 366 (Hervorhebung A. H.).

173 R. Steiner, *Theosophie. Einführung in übersinnliche Welterkenntnis und Menschenbestimmung*, GA 9, Dornach [33]2013, S. 125 f. und 136.

174 R. Steiner, *Grundlinien einer Erkenntnistheorie der Goetheschen Weltanschauung mit besonderer Rücksicht auf Schiller*, GA 2, Dornach [8]2003, S. 103, 105-107.

175 R. Steiner, *Anthroposophie als Kosmosophie – Zweiter Teil: Die Gestaltung des Menschen als Ergebnis kosmischer Wirkungen*, GA 208, Dornach [3]1992, Vortrag vom 29.10.1921, hier S. 87; vgl. ders., *Kunst und Kunsterkenntnis*, a.a.O. (Anm. 2), Vortrag vom 1.6.1918, hier S. 172. – Siehe auch K. Trincher, *Wasser als Grundstruktur des Lebens und Denkens*, Wien 1990; F. Teichmann, Strömen und Denken, in: *Elemente der Naturwissenschaft* 1973 / 18 (1): S. 14-23. – Die schöpferische Natur der im Atmen fassbaren Ätherkräfte als Metamorphose der Fortpflanzungskräfte wurde vom Verfasser dargestellt in: *Der musikalische Bau des Menschen*, a.a.O. (Anm. 60), S. 99-108.

176 R. Steiner, *Das Rätsel des Menschen. Die geistigen Hintergründe der menschlichen Geschichte*, a.a.O. (Anm. 135); ders., *Kunst und Kunsterkenntnis*, a.a.O. (Anm. 2).

177 S. Duke-Elder, K. C. Wybar, *System of Ophthalmology*, Bd. 2, St. Louis 1961, S. 286; A. Benninghoff, *Lehrbuch der Anatomie des Menschen*, Bd. 3, München/Wien/Baltimore [13/14]1985, S. 495.

178 Vgl. J. W. v. Goethe, *Werke – Hamburger Ausgabe in 14 Bänden*, a.a.O. (Anm. 93), Bd. 13, Entwurf einer Farbenlehre, 6. Abt., § 758 ff.

179 Das physische Korrelat der *Musikalität* ist bis heute unbekannt. Da Musikalität vererblich ist, muss es vorliegen. Als eine Hypothese, die durch Magnetresonanztomographie oder durch pathologisch-anatomische Untersuchungen zu verifizieren wäre, ergibt sich aus dem hier Dargestellten die *Weite des Ductus perilymphaticus*, eventuell auch des Ductus endolymphaticus. Musiker müssten einen größeren Querschnitt dieses Ganges oder dieser Gänge aufweisen.

180 Jeder der beiden Atembögen wird durch leichtes An- und Abschwellen im Aufstrich und Abstrich des Bogens dynamisiert.

181 R. Steiner, Die Erneuerung der pädagogisch-didaktischen Kunst durch Geisteswissenschaft, GA 301, Dornach [4]1991, Vortrag vom 6.5.1920: Das rhythmische Element in der Erziehung, hier S. 172. – Vor Naturwissenschaftlern erläutert er die Physiologie: Wie eine Rose ohne Rosenstock keine Realität sondern eine Abstraktion ist, «[so] ist beim Hören das Ohr überhaupt keine Realität, das Ohr, das man gewöhnlich vorführt. Denn dasjenige, was da von außen durch das Ohr sich fortpflanzt nach dem Inneren, das muss erst gewissermaßen eine Wechselwirkung eingehen mit demjenigen, was als innerer Rhythmus abläuft und sich zeigt in dem Auf- und Absteigen des Gehirnwassers, sodass wir fortsetzen das Betreffende desjenigen, was im Ohr geschieht, zu demjenigen, was innerhalb dieser rhythmischen Bewegungen des Gehirnwassers geschieht.

Aber da sind wir immer noch nicht fertig. Denn dasjenige, was als Rhythmus verläuft und das Gehirn gewissermaßen in seinen Wirkungsbereich einbezieht, das liegt menschlich wesenhaft wiederum zugrunde demjenigen, was auf einer ganz anderen Seite unseres Organismus zum Vorschein kommt durch den Kehlkopf und seine Nachbarorgane beim Sprechen [und Singen A. H.]. Sie können ebenso gut Ihr aktives Sprechen, das ja einfach seinen Werkzeugen nach eingeschaltet ist in den Atmungsprozess, der auch zugrunde liegt diesem rhythmischen Prozess des auf- und absteigenden Gehirnwassers – Sie können einfach Ihren Sprechprozess auf der einen Seite einschalten in alles das, was als Rhythmus entsteht in Ihnen beim Atmen, und das Hören können Sie auf der anderen Seite einschalten, und Sie haben ein Ganzes, das nur auf der einen Seite mehr intellektiv im Hören, auf der anderen Seite mehr willensmäßig [beim Sprechen] zum Vorschein kommt. Sie haben nur ein Ganzes, wenn Sie zusammennehmen das Willensmäßige, das durch den Kehlkopf pulsiert, und das mehr Intellektiv-Sensuelle, das durch das Ohr geht. Das gehört zusammen, das muss man als etwas durchschauen, was einfach ein Tatbestand ist.» (R. Steiner, Geisteswissen*schaftliche Impulse zur Entwicklung der Physik*, Bd. I, a.a.O., Anm. 81, Vortrag vom 31.12.1919, hier S. 138 f.).

182 F. Schiller, Über die ästhetische Erziehung des Menschen in einer Reihe von Briefen, mit Ausführungen Rudolf Steiners und einer Einleitung und einem Nachwort von Heinz Zimmermann, Stuttgart 2005; F. Nietzsche, Die Geburt der Tragödie aus dem Geist der Musik, in: *Friedrich Nietzsche, Sämtliche Werke, Kritische Studienausgabe*, München, Berlin 1980, Bd. 1.

183 R. Steiner, Die Psychologie der Künste, in: *Kunst und Kunsterkenntnis*, a.a.O. (Anm. 2), Vortrag vom 9.4.1921, hier S. 211 f.; A. Husemann, *Der musikalische Bau des Menschen*, a.a.O. (Anm. 60); ders. *Der Zahnwechsel des Kindes*, a.a.O. (Anm. 62); ders. (Hrsg.), *Menschenwissenschaft durch Kunst*, a.a.O. (Anm. 8).

184 *J. W. v. Goethe,* Sprüche in Prosa, in: R. Steiner (Hrsg.), *Goethes Naturwissenschaftliche Schriften*, a.a.O. (Anm. 26), ebd., S. 349-537, hier S. 376.

185 Die Absonderungen des Endothels (NO, Endothelin u.a.) stehen in Wechselwirkung mit der Hämodynamik und sind daher dem Sinnes-Nerven-Prozess des Gefäßsystems zuzuordnen.

186 R. Steiner, *Heileurythmie*, GA 315, Dornach [5]2003, Vortrag vom 17.4.1921, hier S. 87.

187 R. Steiner, Blut ist ein ganz besonderer Saft, in: ders., *Die Erkenntnis des Übersinnlichen in unserer Zeit und deren Bedeutung für das heutige Leben*, a.a.O. (Anm. 88), ebd., S. 55.

188 P. F. Davies, Flow-Mediated Endothelial Mechanotransduction, in: *Physiological Reviews* Vol. 75, No. 3, July 1995, 519-560, hier S. 523 und 534.

189 R. Steiner, *Das Wesen des Musikalischen und das Tonerlebnis des Menschen*, a.a.O. (Anm. 28), Vortrag vom 8.3.1923, hier S. 138.

190 Die Neuro-Psychophysiologie entwickelt sich zunehmend zu einer «Embodiment-Psychophysiologie». So hat man in Testversuchen inzwischen vielfach nachgewiesen, dass die Intensität der mentalen Aufmerksamkeit in der Sinneswahrnehmung (Beobachtung) mit der Herztätigkeit korreliert. Das Autoren-

Team um Sven Ohl hat z.B. 2016 veröffentlicht, dass die Saccaden-Aktivität der Augenmuskeln, also die feinen Mikrobewegungen der Augen, im Beobachten eindeutig zunimmt in der Diastole des Herzens und zurückgeht während der Systole. Vgl. S. Ohl et al., Microsaccades Are Coupled to Heartbeat, in: *J Neurosci.* 2016 Jan 27; 36 (4): 1237-41. doi: 10.1523/JNEUROSCI.2211-15.2016: «We observed significantly more microsaccades during the early phase after the R peak in the ECG.» («Wir beobachteten signifikant mehr Mikro-Saccaden während der frühen Phase nach der R-Zacke im EKG.» Übers. A. H.). Die R-Zacke im EKG markiert das Ende der Systole. Die frühe Phase nach der R-Zacke ist also der Beginn der Diastole, der Herzöffnung. Dass Wahrnehmungs-Reize aus dem Inneren des Körpers zugleich mit der Intensität des Ich-Bewusstseins korrelieren, ist inzwischen in der Embodiment-Forschung ebenfalls bekannt, Rudolf Steiners Forschung nach 100 Jahren bestätigend (vgl. R. Steiner, *Geisteswissenschaftliche Gesichtspunkte zur Therapie*, a.a.O., Anm. 110, Vortrag vom 11.4.1921, wo der obere Mensch als «Welt ist – ich bin nicht» dem unteren Menschen als «Ich bin» – Quelle gegenübergestellt ist). «The neural monitoring of visceral inputs, rather than attention, accounts for first-person perspective in conscious vision» («Die neuronale Registrierung von viszeralen Signalen hat im bewussten Sehen mehr Bedeutung für die Erste-Person Perspektive als die Aufmerksamkeit», Übers. A. H.) lautet der Titel einer Arbeit von C. Taillon-Baudry et al., in: *Cortex.* 2018 May;102:139-149. doi: 10.1016/j.cortex.2017.05.019: «... we propose[:] ... The neural monitoring of organs such as the heart or the gut would generate a subject-centered reference frame, from which the first-person perspective inherent to conscious percepetion can develop. In this view, conscious perception results from the integration of visual content with first-person perspective.» («... wir schlagen vor: ... Die Verarbeitung von neuronalen Signalen aus Organen wie Herz oder Darm erzeugt einen Subjekt-zentrierten Bezugsraum, durch den die Erste-Person Perspektive, inhärent der bewussten [äußeren A. H.] Wahrnehmung, sich entwickeln kann. So gesehen resultiert bewusste Wahrnehmung aus der Integration des visuellen Inhalts mit der Erste-Person Perspektive.» Übers. A. H.).

191 A. J. Husemannm, Die Blutbewegung und das Herz, Stuttgart 2019, S. 84.

192 R. Steiner, Der Seelen Erwachen, in: ders., *Vier Mysteriendramen (I-IV)*, GA 14, Dornach [5]1998, IV. Drama, Zweites Bild, hier S. 430 ff.

193 A. M. Abell, *Gespräch mit berühmten Komponisten. Über die Entstehung ihrer unsterblichen Meisterwerke*, Oy-Mittelberg o. J. – Dieses Buch und sein Autor sind als Quelle zwar umstritten, der Einklang der zitierten Äußerungen mit Rudolf Steiners Forschungsergebnissen scheint mir aber darauf hinzuweisen, dass der Arbeit von Abell durchaus ein wahrer Kern zuzugestehen ist.

194 R. Steiner, *Die Erneuerung der pädagogisch-didaktischen Kunst durch Geisteswissenschaft*, a.a.O. (Anm. 181), ebd., S. 172, 174 f.

195 R. Steiner, *Das Wesen des Musikalischen und das Tonerlebnis des Menschen*, a.a.O. (Anm. 28), Vortrag vom 3.12.1906, hier S. 15.

196 R. Steiner, *Ursprung und Ziel des Menschen. Grundbegriffe der Geisteswissenschaft*, GA 53, Dornach [2]1981, Vortrag vom 1.12.1904, hier S. 172 f.

197 R. Steiner, *Das Christliche Mysterium*, GA 97, Dornach [3]1998, Vortrag vom 29.7.1906, hier S. 267. Es handelt sich nicht um eine genaue Mitschrift des Vortrags, sondern um zusammengestellte Hörernotizen. Vgl. auch M. Debus, *Parsifal – Mythos des modernen Menschen*, Dornach 2014.

198 F. Schiller, *Über die ästhetische Erziehung des Menschen in einer Reihe von Briefen*, a.a.O. (Anm. 182); F. Nietzsche, *Die Geburt der Tragödie aus dem Geist der Musik*, a.a.O. (Anm. 182).

199 R. Steiner, *Kunst und Kunsterkenntnis*, a.a.O. (Anm. 2), Vortrag 1.6.1918; ders., *Das Wesen der Farben*, GA 291, Dornach [4]1991, Vortrag vom 2.6.1923; ders., *Anthroposophie. Eine Zusammenfassung nach einundzwanzig Jahren*, a.a.O. (Anm. 135), Vortrag vom 1.2.1924.

200 Eine derartige Metamorphose des Ohres hatten Eugen Kolisko 1938 und Gisbert Husemann 1984 angeregt, ohne sie selbst zu entwickeln. Vgl. G. Husemann, *Sinnesleben, Seelenwesen und Krankheitsbild,* a.a.O. (Anm. 45).

201 Vgl. G. Schroth, U. Klose (1992) sowie P. Winkler (1994), Anm. 157. – An dieser Stelle bin ich in der 1. Aufl. auf die bei Wirbeltieren bis zu den Primaten weit verbreiteten sog. «Liquor-Kontaktneurone» (CSF-contacting neurons) eingegangen. Denn unter den verschiedenen Sinneszellen, die im Tierreich in den Liquor cerebrospinalis hineinragen, gibt es auch solche, die morphologisch so gebaut sind, wie die Haarzellen in der Cochlea des Innenohres. Das Gesamtsystem der zirkumventrikulären Organe wurde schon 1921(!) als «drittes Ohr» bezeichnet, in Analogie zum »dritten Auge», der Epiphyse. (W. Kolmer (1921): Das «Sagit-

talorgan» der Wirbeltiere, in: *Z. f. Anat. u. Entwicklungsgeschichte.* 60, 652–717. doi: 10.1007/BF02593657; ders. (1931): Über das Sagittalorgan, ein zentrales Sinnesorgan der Wirbeltiere, insbesondere beim Affen, in: *Z. Zellrosch. Mik. Anat.* 13, 236–248. doi: 10.1007/BF00406356. Zit. nach: L. Djenoune, C. Wyart et al., *Investigation of spinal cerebrospinal fluid-contacting neurons expressing PKD2L1: evidence for a conserved system from fish to primates.*) Dann machte mich, wie im Vorwort erwähnt, Viktoria Halász darauf aufmerksam, dass diese Formen der Liquor-Kontaktneurone beim Menschen nicht nachgewiesen sind. Nach C. Wyart sind sie bis heute bei Wirbeltieren nur bis zu den Primaten nachweisbar (pers. Mitteilung). Es scheint also gerade für den Menschen charakteristisch zu sein, dass die Art und Weise, wie das musikalische Erlebnis an der Atemdynamik des Gehirnwassers bewusst wird, *nicht* durch Sinnesrezeptoren vermittelt wird. Das entspricht auch dem Hörvorgang im Ohr, wo – wie dargestellt – die Sinneszellen der Cochlea nicht mit der physischen Luftschwingung der Außenwelt in Wechselwirkung treten, sondern nur mit der flüssigen Resonanz des Tones im Ätherleib.

202 J. Handschin, Die Musikanschauung des Johannes Scotus [Eriugena], in: *Deutsche Vierteljahrsschrift* Bd. 5, 1927, S. 316-341, hier S. 322.

203 Den Hinweis auf dieses Bild verdanke ich Claudia McKeen.

204 Die Beteiligung des Engels am Hörvorgang wird von Rudolf Steiner beschrieben in: *Anthroposophie, Psychosophie, Pneumatosophie*, a.a.O. (Anm.120), Vortrag vom 25.10.1909, hier S. 46.

205 R. Steiner, *Geisteswissenschaftliche Impulse zur Entwickelung der Physik*, Bd. II, a.a.O. (Anm. 86), Vortrag vom 14.3.1920.

206 R. Steiner, *Kunst und Kunsterkenntnis*, a.a.O. (Anm. 2), Vortrag vom 1.6.1918, hier S. 177 f. (Hervorhebungen A. H.). Die von R. Steiner entwickelte Physiologie der Fantasie setzt geistesgeschichtlich die Gedanken fort, die Schiller in seinen *Briefen über die ästhetische Erziehung des Menschen* dargestellt hat (F. Schiller, Über die ästhetische Erziehung des Menschen in einer Reihe von Briefen, a.a.O., Anm. 182). Der Bereich des freien Spielens zwischen dem Formtrieb und dem Stofftrieb ist physiologisch die Atmung.

207 R. Steiner, *Entsprechungen zwischen Mikrokosmos und Makrokosmos. Der Mensch – eine Hieroglyphe des Weltenalls*, GA 201, Dornach [2]1987, Vortrag vom 23.4.1920,

hier S. 111. Siehe auch G. Husemann, *Erdengebärde und Menschengestalt* (Anm. 78).

208 R. Steiner, *Das Wesen des Musikalischen und das Tonerlebnis im Menschen*, a.a.O. (Anm. 28), Erstes Schlusswort am 20.12.1920, hier S. 94. – An anderer Stelle hat der Verfasser die Lebererkrankung (Leberzirrhose), an der Beethoven gelitten hat, behandelt; siehe: *Der musikalische Bau des Menschen* (Anm. 60), S. 159-163.

209 H. Pfrogner, *Lebendige Tonwelt*, München 1976.

210 Vgl. A. Husemann, *Der musikalische Bau des Menschen*, a.a.O. (Anm. 60), S. 201 ff.

211 H. Ruland, *Ein Weg zur Erweiterung des Tonerlebens*, Basel 1981.

212 Vgl. R. Steiner, *Das Wesen des Musikalischen und das Tonerlebnis im Menschen*, a.a.O. (Anm. 28), Vortrag vom 7.3.1923.

213 Vgl. A. Husemann, *Der musikalische Bau des Menschen*, a.a.O. (Anm. 60), S. 205-208.

214 Vgl. ebd.

215 H. Walwei-Wiegelmann (Hrsg.), *Goethes Gedanken über Musik*, Frankfurt 1985, S. 197. – Wie hoch empfindlich er in dieser Hinsicht war, bewies er in seinem Verhältnis zu Tod und Begräbnis. Er konnte den Besuch von Bestattungen nicht ertragen, sondern zog sich dann aus dem Verkehr mit Menschen zurück.

216 J. M. Hauer, *Vom Melos zur Pauke*, Wien o.J., Universal-Edition Nr. 8395.

217 V. Braunbehrens, *Mozart in Wien*, Mainz 1988, S. 161-163.

218 H. Cloos, *Gespräch mit der Erde*, München 1954, S. 9. Der Autor Hans Cloos ist nicht zu verwechseln mit Walter Cloos, dem anthroposophischen Pharmazeuten.

219 R. Steiner, *Eurythmie als sichtbarer Gesang*, a.a.O. (Anm. 54), Vortrag vom 21.2.1924, hier S. 77.

220 M. Kurtz, *Rudolf Steiner und die Musik*, Stuttgart 2015.

221 R. Steiner, *Das Wesen des Musikalischen und das Tonerlebnis im Menschen*, a.a.O. (Anm. 28), Vortrag vom 7.3.1923, hier S. 122 (Hervorhebung A. H.).

222 R. Steiner, *Die Geheimwissenschaft im Umriss*, a.a.O. (Anm. 75), S. 228 f. und 233.

223 Ebd., S. 228.

224 A. Husemann, *Der Zahnwechsel des Kindes*, a.a.O. (Anm. 62); ders., *Der musikalische Bau des Menschen*, a.a.O. (Anm. 60).

225 R. Steiner, *Die Geheimwissenschaft im Umriss*, a.a.O. (Anm. 75), S. 203 f.

226 Ebd., S. 205.

227 R. Steiner, *Kunst und Kunsterkenntnis*, a.a.O. (Anm. 2), Vortrag vom 1.6.1918.

228 Vgl. A. Husemann, Form und Zahl – zwei Tore ins Leben der Natur, in: ders. (Hrsg.), *Menschenwissenschaft durch Kunst*, a.a.O. (Anm. 8), S. 179-185. Hinweis: Dort muss es auf S. 182, Zeile 12 und 16 statt «Wirbeltiere» heißen: «Säugetiere».

229 R. Steiner, *Kunst und Kunsterkenntnis*, a.a.O. (Anm. 2), Vortrag vom 1.6.1918, hier S. 179.

230 G. Glöckler und M. Glöckler, Das musikalische Geheimnis des platonischen Weltenjahres, in: *Das Goetheanum* 1995, S. 729-730. Wiederabdruck in: A. Husemann (Hrsg.), *Menschenwissenschaft durch Kunst*, a.a.O. (Anm. 8), S. 186-194.

231 Damit bestätigt sich die musikalische Physiologie der Liquorbildung und -strömung, wie sie von mir in: *Der musikalische Bau des Menschen* (a.a.O., Anm. 60, S. 100 f.) aus einer plastischen Übung Rudolf Steiners entwickelt worden ist, lange bevor mir dieser Zusammenhang bekannt wurde.

232 R. Steiner, Die Chymische Hochzeit des Christian Rosenkreutz, in: ders., *Philosophie und Anthroposophie. Gesammelte Aufsätze 1904–1923*, GA 35, Dornach [2]1984, S. 332-390, hier S. 342.

Danksagungen

Dem Thieme-Verlag sei gedankt für die Genehmigung zum Abdruck der Abbildungen 2, 8, 9, 10, 11, dem Springer-Verlag für die Abbildungen 4 und 12.

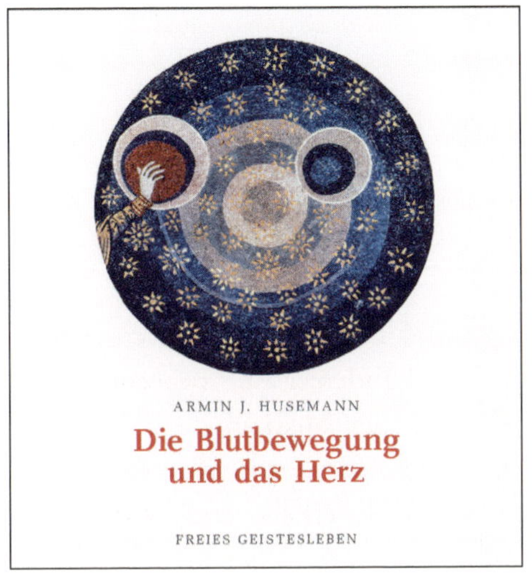

Armin J. Husemann

Die Blutbewegung und das Herz

187 Seiten mit zahlreichen Abbildungen, gebunden

Aus 30 Jahren Lehr- und Forschungstätigkeit schreibt Armin Husemann für Medizinstudenten, Ärzte, Lehrer, Kunsttherapeuten allgemein verständlich, was er in vielen Kursen im In- und Ausland über Blutbewegung und Herzfunktion entwickelt hat. Aus den Phänomenen der Naturwissenschaft entstehen lebendige Bilder des Herzens.

Ein anschauliches Fachbuch – und eine Brücke zwischen Naturwissenschaft und Anthroposophie.

Verlag Freies Geistesleben

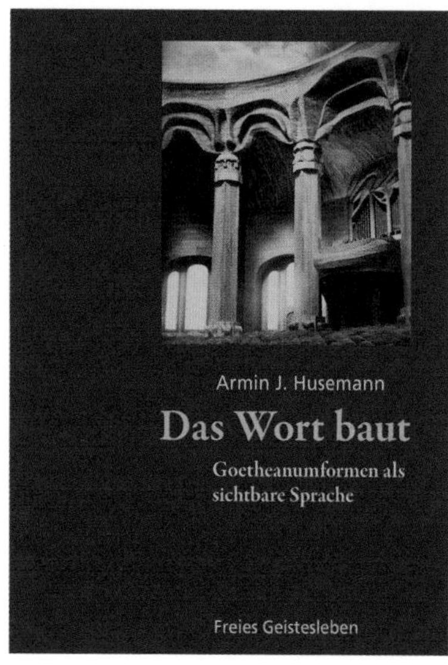

Armin J. Husemann

Das Wort baut

Goetheanumformen als
sichtbare Sprache

160 Seiten mit zahlreichen Abbildungen, gebunden

Was hat das «Goetheanum» mit Goethe zu tun? Was ist «anthroposophische Kunst»? War Rudolf Steiner künstlerisch begabt? Inwiefern hängen die beiden Goetheanum-Bauten mit Marie Steiner und Ita Wegman zusammen? Und warum wollte er «sichtbare Musik» und «sichtbare Sprache» in Bauformen und Eurythmie darstellen? Diese und andere Fragen beantworten aus fünfzigjähriger Forschungsarbeit die hier versammelten, reichhaltig illustrierten Studien.

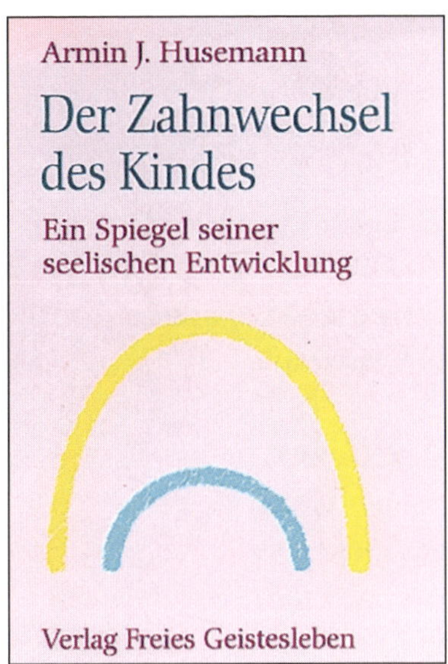

Armin J. Husemann

Der Zahnwechsel des Kindes

Ein Spiegel seiner
seelischen Entwicklung

130 Seiten mit zahlreichen Schwarzweißabbildungen, gebunden

Dieses Buch ist die erste umfassendere Untersuchung des kindlichen Zahnwechsels aus der Sicht anthroposophischer Medizin und Pädagogik. Von einer lebendigen Anatomie der Zähne findet der Autor die Brücke zu der seelischen Entwicklung des Kindes, indem er die im Zahnwechsel verborgenen musikalischen Gesetze herausarbeitet. Musik wird hier zum Forschungsmittel der pädagogischen Psychologie.

Allgemeinverständlich geschrieben, kann dieses Buch für Pädagogen, Therapeuten, Ärzte und Eltern zu einem inspirierenden Erlebnis werden.

Verlag Freies Geistesleben

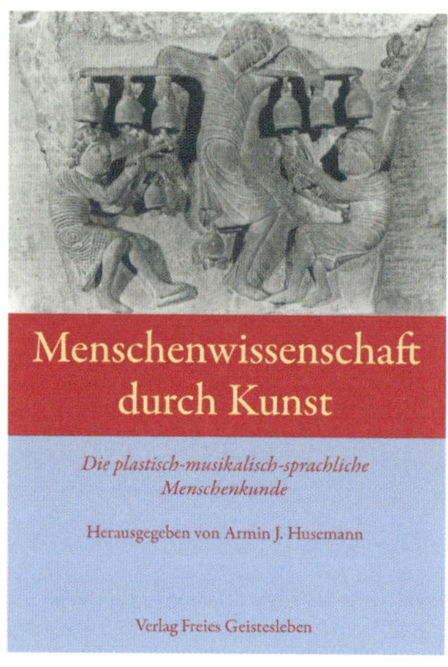

Armin J. Husemann (Hrsg.)

Menschenwissenschaft durch Kunst

Die plastisch-musikalisch-sprachliche Menschenkunde

Einführung – Quellentexte – Dokumentation

232 Seiten mit zahlreichen Abbildungen, gebunden

Die plastisch-musikalisch-sprachliche Menschenkunde ist eine Methode der Berufsausbildung für Lehrer, Ärzte, Priester, Eurythmisten und alle anderen Berufe, die unmittelbar mit Menschen arbeiten. Die künstlerische Erfahrung wird zum Tor der Erkenntnis des ganzen Menschenwesens in seinen sinnlichen und übersinnlichen Schichten, denn sie verbindet sich mit dem lebendigen Denken im Sinne Goethes, das am physischen Leib ansetzt. Der alte Gegensatz von Wissenschaft und Kunst wird hier überwunden. So entsteht Können.

Verlag Freies Geistesleben